JN016909

Eureka! The Essence of ECMO・PCPS

こういうことだったのか!!
ECMO・PCPS

小尾口邦彦 著

京都府立医科大学
麻酔科学教室・集中治療部

中外医学社

はじめに

　本書を執筆中，筆者の心を捉えた記事[1]を紹介させてください．

　広島東洋カープの連覇を球団本部長として裏から支えた鈴木清明氏が，若かりし日，当時親会社であった東洋工業（現マツダ）在籍時に先輩から受けた教えです．

　「ある旅人が石を運んでいる人々に，『何をしているんですか』と尋ねた．一人が『私は石を運んでいます』と言い，二人目は『塀を作っています』と答えた．ところが，三人目の男は，『私は寺を造っています．みんなの心が休まるような』と答えたというんだ．

　同じ仕事でも，三人目の男は，目的をはっきり持って石を運んでいる．単調な仕事でも，いつも何のためにやっているのか，ということを考えなくてはいけない．寺を造って人々に喜んでもらうために働いている，というような意識だよ」

　鈴木氏は「ずっと人の心が休まる寺を造ろうと考えながら石を運ぶ」ことを矜持（プライド）としたそうです．作者の清武氏が「作る」と「造る」を使い分けているところが印象的です．

　ECMO を知る医療者は誰もが「ECMO の管理は大変」と言います．大変であることに異論はありません．本書にまとめた管理ポイントのみならず，無数の「石を運ぶ」仕事があります．ECMO の運転に関わる多数かつ多職種の医療者が単に「石を運ぶ」意識であるのか，「心が休まるような寺を造るために土台となる石を運んでいます」という意識であるかは，心安らぐ寺となるか（患者が無事に社会復帰できるか）に大きく影響すると筆者は考えます．

　本書が，魂を込めた ECMO 管理・集中治療を目指す医療者の一助となることを願います．

　2020 年 6 月

小尾口　邦彦

1) 清武英利．最終回　耐雪梅花麗．サラリーマン球団社長　阪神と広島を変えた男．週刊文春．2020
　年 5 月 28 日号．

目　次

CHAPTER 01　ECMO・PCPS の言葉の整理 ································1

CHAPTER 02　Respiratory ECMO と Cardiac ECMO は時間軸が
異なることを理解する ································4

短期間で ECMO から離脱したケースにおいて ECMO が
有効であったのかの判定は難しい

CHAPTER 03　日本において ECMO＝PCPS であった背景と現状
································7

CHAPTER 04　ECMO 導入基準とスコアと RCT ················10

• Cardiac ECMO 導入基準
• ECPR 導入基準
• Respiratory ECMO 導入基準
• ECMO 予後予測スコア乱立
• CESAR trial
• 2009 年新型インフルエンザパンデミック（H1N1）と
ECMO
ECMO プロジェクトの発足

CHAPTER 05 ECMO の構成 ··· 21

- ポンプ
遠心ポンプ
- 人工肺
血漿リーク（プラズマリーク）　ウエットラング
血液へ接触する ECMO 回路内面に対してのコーティング
- 送血カテーテル・脱血カテーテル

CHAPTER 06 ECMO 圧解釈と対応 ······································· 35

圧力損失　圧を積み上げるイメージ　CRRT に学ぶ圧
解釈　CRRT 回路　シンプル CRRT 圧解釈・その他の
回路観察ポイント　ECMO 回路　シンプル ECMO 圧
解釈・その他の回路観察ポイント　流量計とあわせた最
終判定　ECMO の正常回路圧　ECMO の回路内圧測
定がようやく一般的となったが課題は残る

CHAPTER 07 手術室で用いる人工心肺と VA ECMO（PCPS）の
血行動態の違いを考える ······································· 50

- 手術室で用いる人工心肺
- VA ECMO（PCPS）
- 下肢送血カテーテル

CHAPTER 08 VA ECMO（PCPS）の血行動態の問題点を知る ····· **57**

> Mixing zone の 3 タイプ　　Mixing zone はどこにある？
> 脳に酸素は送られているのか？　　Central VA ECMO

コラム IMPELLA 循環補助用心内留置型ポンプカテーテル　　64

CHAPTER 09 なぜ，VA ECMO（PCPS）に IABP をセット使用する
のか？ ·· **67**

> ● VA ECMO（PCPS）と IABP はほぼセットで使用される
> ● IABP の復習
> ● なぜ，VA ECMO（PCPS）に IABP をセット使用するのか？

CHAPTER 10 左心不全 & VA ECMO と右心不全 & VA ECMO は
違う ·· **73**

> 左心不全に対して VA ECMO（PCPS）を導入している時
> 心室中隔穿孔　　右心不全に対して ECMO を導入してい
> る時

CHAPTER 11 VV ECMO の血行動態の問題を理解するために
必要な知識① ··77

それでも納得ができない読者へ①　　それでも納得ができ
ない読者へ②
●ARDS の酸素取り込み障害の主原因：換気血流不均等と
シャント
●組織への酸素供給には心拍出量（心機能）も重要

CHAPTER 12 VV ECMO の血行動態の問題を理解するために
必要な知識② 酸素の家計簿診断 ································88

酸素の家計簿診断　　低酸素症と低酸素血症は違う!!
低酸素症をどう評価するか？　　国際敗血症ガイドライン
から $ScvO_2$・SvO_2 は蒸発した!!　　ECMO ワールドにおい
て SvO_2 は健在　　乳酸とは？　　乳酸値測定は重症患者
管理において非常に重要　　乳酸値とトレンド　　乳酸値
は重症患者以外あるいは嫌気性代謝以外でも上昇する
SvO_2 アンド乳酸値の解釈

CHAPTER 13 VV ECMO の血行動態の問題点を考える ················101

脱血不良　　リサーキュレーション（recirculation，再循
環）　　リサーキュレーションが多くなる原因　　VV
ECMO の血行動態　　高リサーキュレーションの気づき
低リサーキュレーション優先 or 良好な脱血優先　　脱血
不良への対処方法

CHAPTER 14 低 SaO_2 許容と lung rest 114

> どの程度まで低い動脈血酸素飽和度（SaO_2）を許容する
> か？　　SaO_2<90％をみると不安で仕方ないけれど……
> SaO_2 は収入にすぎない　　なぜ SaO_2 80％台であっても
> 問題ないか？　　酸素の家計簿シミュレーション　　VV
> ECMO における SaO_2 目標値　　VV ECMO 運転中の酸素
> 需給バランスのモニタリング　　スタッフへの教育の重要
> 性　　Lung rest 人工呼吸器設定

CHAPTER 15 VA ECMO と VV ECMO では SvO_2 の解釈が異なる
.... 121

> • SvO_2 と心拍出量
> • VA ECMO（PCPS）の SvO_2 解釈
> • VV ECMO の SvO_2 解釈

CHAPTER 16 ECMO の導入と離脱 126

> • ECMO 導入場所
> • ECMO 導入〜維持期間
> VA ECMO（PCPS）の血管穿刺　　ECMO 送気ガス設定
> 血液流量　　ECMO 運転中のバランス管理　　ECMO 離脱
> 評価　　ECMO 離脱・脱送血カテーテル抜去

CHAPTER 17　ECMO beyond evidence ·······································138

> 抗凝固療法　　凝固モニタリング　　凝固モニタリング目
> 標　　その他凝固線溶系モニタリング　　出血対策
> ECMO 患者の薬物動態　　黄色ブドウ球菌　　カンジダ
> 血液培養陽性が続けば？　　黄色ブドウ球菌とカンジダ属
> は別格　　血流感染症であった時治療期間が決められてい
> る　　血液培養陰性の確認が治療期間のスタート　　血液
> 培養再検のタイミングは？　　ECMO と抗菌薬

索　引　　　159

ECMO・PCPS の言葉の整理

　本書のタイトルにも使用した PCPS（percutaneous cardiopulmonary support: 経皮的心肺補助法）という言葉はほぼ日本のみで用いられます．数年前から以後に述べる世界標準用語が普及しつつありますが，まだまだ PCPS という言葉はポピュラーです．COVID-19 急性呼吸不全治療法として ECMO が注目を浴びたことから日本においても言葉の使い方が変わるかもしれません．

　ECMO（extracorporeal membrane oxygenation: 体外式膜型人工肺）は 図1 のような構造です．

　名前の「肺」が印象的ですが，生体肺の代わりを機械にさせるためには，大量の血液を体から抜き，人工肺を通過させ体に戻さなければなりません．よって強力なポンプにより制御します．そのポンプのパワーを動脈に伝えれば心臓のサポート（厳密には循環のサポート）ができます．PCPS の心肺補助というネーミングには，心臓と肺の両方

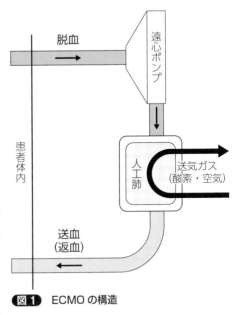

図1 ECMO の構造

を助けるメッセージが込められています．また，手術室における心臓手術は開胸（胸骨縦切開）を伴い非常に侵襲的ですが，PCPS の経皮的という

表1 ECMO 呼称の整理

不全の種類	ECMO の種類	原因疾患による呼称	別呼称
呼吸不全	VV ECMO	呼吸原性⇒ respiratory ECMO	
呼吸循環不全	VA ECMO	心原性⇒ cardiac ECMO	PCPS
循環不全			

ネーミングはカテーテルを経皮的に挿入することで運転できることを示します.「経皮的」に「心肺補助」できることは革命的だったのです.
　従来,日本においては

PCPS 肺機能と心機能の両方をサポートする⇒対象:急性心筋梗塞・心筋炎などによる心原性ショック(大半は心原性肺水腫を合併)

ECMO 肺機能のみをサポート⇒対象:重症肺炎など重症呼吸不全

と表現されることが多かったです.
　しかし,低心機能患者が重症肺炎に罹患することもあれば,重症肺炎に伴って全身状態が悪化し心機能が低下することもあり得ます.それらの場合には,心機能もサポートしなければなりません.そういったケースを,PCPS と呼ぶ医療者もあれば,ECMO あるいは次に紹介する VA ECMO と呼ぶ医療者もいるといった状況でした.
　近年,世界標準の言葉が日本においてもかなり普及してきました**表1**.
　肺機能だけを補助する ECMO は,静脈系(V: venous)から脱血し酸素化した後,静脈系(V)に送血します.よって VV ECMO と呼びます.静脈ではなく静脈系と表現したのは,右房あるいは右房近くで送脱血されることもあるからです.VV ECMO はすべて呼吸器疾患を原因とする重症呼吸不全を対象とします.
　心機能・肺機能の両方を補助する ECMO は,静脈系(V: venous)から脱血し酸素化した後,動脈(A: arterial)に送血します.よって VA ECMO と呼びます.VA ECMO は,心原性(例:心原性肺水腫を合併した急性心筋梗塞)と呼吸原性(例:重症肺炎から敗血症をきたし,敗血症性心筋障害を合併)の双方を対象とすることになります.
　原因疾患が呼吸原性である時は respiratory ECMO,心原性である時は cardiac ECMO と呼ぶことがあります.
　さらに,心肺停止に対する心肺蘇生法(CPR: cardiopulmonary re-

2

suscitation）に VA ECMO を組み込んだものを ECPR（extracorporeal cardiopulmonary resuscitation: 体外循環式心肺蘇生法）と呼びます．

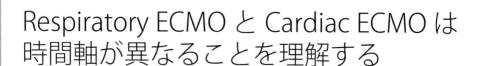
Respiratory ECMO と Cardiac ECMO は時間軸が異なることを理解する

筆者が尊敬する知人循環器科医師の口癖

呼吸器科は大変やなー．重症肺炎であっても挿管して，最低限の酸素が体に入れば人間は簡単には死なない．非常に長い勝負になる．では，助かるかと言われると，それも難しい．

循環器科はその点シンプルや．重症心不全であっても数日で回復する人は目途が立つ．相当数が助かる．回復しない人は亡くなる．

重症心不全（心停止含）と重症呼吸不全では時間軸がまったく異なることを，ECMO・PCPS 初心者は理解しなければなりません．

● **重症心不全の時間軸 ECMO 運転期間: 数日～1 週間程度**

　例えば，冠動脈 3 枝病変や左冠動脈主幹部（LMT: left main trunk）病変を原因とし心原性ショックを呈する急性心筋梗塞患者に対して VA ECMO（PCPS）を導入せざるを得ない症例はしばしばあります．もちろん広範囲に心筋が壊死し心臓がパワーを失っていることがダウンの大きな原因です．しかしそれだけではなく，心不全・低酸素により明確に壊死を起こした部分以外，大げさに言えば心臓全体が低酸素やショックストレスにさらされ，気絶状態（stunning）に陥っています．気絶心筋（stunned myocardium）は数日～1 週間程度で回復することが大半です．また，経皮的冠動脈インターベンション（PCI: percutaneous coronary intervention）技術の進歩により虚血の原因となった狭窄・閉塞血管への介入効果が高まったことも回復に大きく貢献します．よって先の循環器科医師の発言のように，数日で回復するケースは多いです．逆に，PCI 介入が適切に行われ，VA ECMO（PCPS）によって管理しても状態が改善しない患者は，補助人工心臓（VAD: ventricular assist device）や心移植の

候補とならなければ，比較的早期に不幸な転帰を迎えるわけです．

　VA ECMO（PCPS）を導入せざるを得なかった重症肺塞栓（病態としては呼吸不全と言うより循環不全です）であっても，血栓が溶け始めるとあっという間に状態が改善，1週以内に離脱するケースが少なくないです．

● 重症呼吸不全の時間軸　ECMO 運転期間：数週～数カ月

　ECMO に限らず人工呼吸患者全般に言えることですが，最低限血液を酸素化できれば生物は簡単には死にません．SaO_2 80% であってもその数値で安定し，肺以外の臓器に問題がなく基礎体力がある患者であれば日の単位ではなく，週～月の単位でサバイバルします．

　喘息あるいはステロイドが著効するなど急激な改善を見込める呼吸不全を除くと，respiratory ECMO を導入せざるを得ないような重症呼吸不全は，比較的早く回復する症例で ECMO 離脱まで 2 週間～1 カ月程度，数カ月要することも珍しくありません．発症から 1 カ月ほど時間が経過すると，肺胞を埋め尽くした（過形成した）ガス交換に関与しないII型上皮細胞などが壊死し始めるとされ，肺を休ませながら肺の回復をひたすら待つ作戦です．治療者には絶望的な肺 CT 画像所見を前にたじろがない強いハートが要求されます．非常に長い戦いとなり，重篤な感染症など合併症もほぼ必発です．

　率直に言って回復しないケースが多いことも事実であり，ECMO 導入の適応が施設によってまったく異なるのが現状です．一般論として，respiratory ECMO に対して呼吸器科専門医はクールである場合が多く，救急医を中心に運営される場合が多いようです．

　COVID-19 急性呼吸不全に対して ECMO が期待される背景として，2009 年新型インフルエンザ肺炎は ECMO により時間を稼ぐことが有効であったと考えられることがあります．COVID-19 急性呼吸不全も同様である可能性が高いと期待されているわけです．

短期間で ECMO から離脱したケースにおいて ECMO が有効であったのかの判定は難しい

　　　肺は非常にデリケートな組織であり，重症呼吸不全患者に対して肺保護

換気を意識してもハードな人工呼吸設定とせざるを得ないことがしばしばです．人工呼吸自体が肺をさらに傷つけます．ECMO 除外基準に人工呼吸器期間 7 日以上（➡ p.13）があるのは，「重症呼吸不全に対して 1 週間も無理やり人工呼吸をしたらすでに肺はぼろぼろで回復は難しいであろう」という考えです．よって ECMO を導入するのであれば，「早期に」導入することを目指します．

　ただし，「ECMO から離脱＝ECMO がなければ助からなかった」ではありません．人工呼吸患者（ECMO 不使用）においても，絶望と思われた肺炎が急激に改善することがあります．「もしこの患者に ECMO を使用していたら『ECMO のおかげだね』と会話していたのだろうな」とささやかれることがあります．特に ECMO から短期で離脱したケースは，「ECMO は必要としなかった」可能性があります．

　議論が難しい原因として

・人工呼吸器・腹臥位治療などを徹底的に駆使して戦いきるか，ECMO に逃げ込むか？　の判断は熟練した集中治療医であっても非常に難しい
・まして「早期に導入する」判断自体が主観的なもので医師によって違い得る
・目の前でみるみる肺の酸素化能が急激に悪化する状況においてはレスキュー治療として ECMO に逃げ込まざるを得ないことがある
　などがあげられます．

　筆者は悩むのであれば「救命のために早めの ECMO 導入はあり」と考えています．ただし，ECMO は侵襲性が非常に高く，医師のみならず看護師，臨床工学技士（CE）など多くの医療者の知識とパッションを必要とします．なんとなく 1 人の医療者が盛り上がって導入するデバイスではありません．

JCOPY 498-16622

日本において ECMO＝PCPS であった背景と現状

　日本において ECMO 装置と言えばテルモ，泉工医科工業（ブランド名：mera）が 2 大勢力です．かつてテルモがダントツの存在であり今もメジャーですが，泉工医科工業もかなり追い上げているようです．海外においては Maquet 製品の評価が非常に高いです．

　テルモ製の人工肺キャピオックス（CAPIOX®）と専用コントローラーは他社に比して「プライミング（生理食塩水や細胞外液による回路充填）液量がわずか 500 mL 強であり，プライミング時間が非常に短い」「プレコネクト（あらかじめ人工肺・遠心ポンプ・回路が組み立てられループ状になっている）製品 **図1** があった」「ループ状のプレコネクトを利用したオートプライミング（自動充填機能）が搭載されていた（プライミング液をグルグル循環させながらエアを抜く）」といった特徴がありました．心停止寸前の急性心筋梗塞，心肺蘇生（ECPR）といったニーズにスピード感をもって対応できました．よって ECMO（このニーズにおいては≒PCPS）の黎明期から，日本においてはテルモ製品がメジャーでした．もちろん今もメジャーです．ただし，現在，プレコネクトやオートプライミ

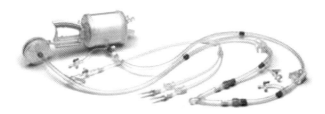

図1 テルモ プレコネクト製品
回路がループ状に組み立てられている．読者には，非常にシンプルな構成であることを感じていただきたい．キャピオックスカスタムパック EBS 心肺キット LX タイプ．テルモの許可を得て同社ウェブサイトより転載．

ング機能は他社も対応しています.

　「cardiac ECMO と respiratory ECMO はそれぞれ別の人工肺を搭載する」とよく誤解されます. 両目的に対して別製品を供給するメーカーはありません. 2010 年代半ばまで PCPS の成書の多くにおいて,「ECMO の寿命は 3~4 日程度」とされました. 日本で広く普及するキャピオックスを念頭においた記述であり, ECMO 回路を 3~4 日程度で交換せざるを得ませんでした.「3~4 日」の時間軸では「数カ月の運転もあり得る」respiratory ECMO として使うのははばかられますよね. スリリングな回路交換作業を頻回に行うことになります. 2010 年代前半において, ECMO 長期運転への改良は泉工医科工業が明らかに先行しており, respiratory ECMO にこだわりがある施設によっては泉工医科工業を選択する向きがありました. 長期運転が予想される症例に対して, 遠心ポンプは Maquet, 人工肺は……といった具合に海外社製品も含めてカスタマイズする先進施設があります.

　心臓血管外科や循環器科があり侵襲的治療が行われる施設において, ECMO 装置は主に運用されます. 心臓血管外科を有する病院は多くありませんが, PCI を行う施設が多いことが日本の特徴です（心臓血管外科の数は PCI 施行施設に比してという意味であり, 日本には規模が小さい心臓血管外科が多く集約化の必要性が叫ばれます）. PCI を行う施設は 1000 近くあると言われます. PCI を行う場合, トラブルや緊急事態への対応に VA ECMO（PCPS）が必須であり, PCI 施行施設の多くが ECMO 装置を有します. ECMO システム自体導入時 1000 万円以上のコストを要します. PCI トラブル目的に用意するのは通常規模の施設であれば 1~2 台がせいぜいです. いつ発生するかわからない PCI トラブル用（cardiac ECMO）であり, それを, いつ治療が終了するかわからない respiratory ECMO へ積極的に使用することははばかられたのです.

　2020 年 2 月, COVID-19 危機に際して ECMO.net が全国の ECMO 配備状況を調べたところ, 総数は 1300 台程度, 呼吸不全目的すなわち COVID-19 急性呼吸不全用に使用できるのは 300 台程度との調査結果が出ました. Cardiac ECMO に力点がおかれてきたことを反映します. COVID-19 急性呼吸不全治療目的に大量の ECMO 機器が配備されると言われます. 状況は変わるのでしょうか？

　ECMO の寿命を規定するものとして, 人工肺や遠心ポンプの耐久性が

8

あります．近年，テルモ，泉工医科工業双方の製品の耐久性は著しく向上し，2 週間程度は楽勝で運転できるようです．また，耐久性の向上には速やかに回路を血液が流れることが必要条件であり，その最大要素はスムーズな脱血と言って過言ではありません．太い脱血管の選択が非常に重要です（➡ p.31）．それを含めた様々な問題に熱意をもって対応する respiratory ECMO 先進施設のチャンピオン症例（ECMO の最長期運転症例）はテルモ，泉工医科工業ともに 3 カ月近くに及ぶようです．「（日本のメジャーメーカーの）ECMO 回路の寿命は短い」と今も思われがちですが，ここ数年間で状況は大きく変わったのです．

ECMO 導入基準とスコアと RCT

　ECMO 導入基準は，ファジーな cardiac ECMO vs 議論が積み重ねられてきた respiratory ECMO という構図があります．

●Cardiac ECMO

　急性心筋梗塞によるショックなど，目の前でみるみる悪くなる状況で導入するケースへの導入が多いです．心係数はいくつだ？ など導入基準を議論する時間すらなく，「悩むぐらいなら急いで ECMO（PCPS）を導入しろ」となります．言わばレスキューです．

●ECPR

　患者が生存した場合，相当数が心停止後症候群（PCAS: post-cardiac arrest syndrome）に該当します．特に，蘇生後脳症が問題となります．よって，ECPR には導入基準があります．しかし，結局レスキューでありケースバイケースとせざるを得ません．また，ECPR への取り組みは施設間格差が著しいです．

●Respiratory ECMO

　一般的には，respiratory ECMO 導入が議論になる患者はすでに人工呼吸管理下にあります．人工呼吸器設定はハードであるものの，それなりに安定しています．議論する時間はあります．筆者が尊敬する田中竜馬医師が提唱する人工呼吸 10 箇条[1] の 1 つに「人工呼吸器は肺を良くはしないが，悪くはできることを知る」があります．ハードな設定で人工呼吸を続けると，人工呼吸器が患者の肺にとどめを刺すことになります．それを防ぎ，むしろ徹底的に肺を休ませて（lung rest），肺の回復を待つのが respiratory ECMO です．

一方，例えば特発性肺線維症（IPF: idiopathic pulmonary fibrosis）の急性増悪に respiratory ECMO の導入は一般論として行いません．初期治療に反応しないケースに respiratory ECMO を導入しても，肺はまったく回復せず respiratory ECMO の運転が長期間続くということになりかねません．Respiratory ECMO は数カ月に及ぶ可能性があり，導入の妥当性が患者家族から，あるいは周囲の医療者から問われます．よって，「導入基準？ Murray スコア？ 知りません．とりあえず respiratory ECMO を導入しました」という世界ではありません．

Respiratory ECMO においてもレスキューはあり得ます．急激な低酸素の進行，$PaCO_2$ の上昇があり，respiratory ECMO に逃げ込むといったケースです．

Cardiac ECMO 導入基準

● 2004 年に示された VA ECMO（PCPS）導入基準 [2] 表1

表1 VA ECMO（PCPS）の導入基準

1. 人工心肺離脱困難（開心術中）
2. IABP のみでは補助循環として不足の時
3. カテコールアミンの full support 下で収縮期血圧 80mmHg 以下
4. 乏尿・無尿（1mL/kg/時未満）
5. 心係数 1.8L/分/m^2 以下
6. PaO_2 60mmHg 以下
7. 心室頻拍・心室細動の頻発
8. 補正困難な代謝性アシドーシスを呈している

文献 2 より引用．一部筆者が表現を変更．

● 急性・慢性心不全診療ガイドライン（2018 年）[3]

重度の心原性ショック（静注強心薬の増量や機械的補助循環を行っても血行動態の破綻と末梢循環不全をきたしている状態）や進行性の衰弱（静注強心薬の投与によっても腎機能や栄養状態，うっ血徴候が増悪しつつあり，強心薬の増量を余儀なくされる状態）に対して，IABP（大動脈内バルーンバンピング），PCPS（原文表現），体外設置型補助人工心臓などのデバイス選択肢が提示されています．

多くの施設において対応可能なのは，IABP と VA ECMO（PCPS）でしょう．どれくらいまで IABP でねばり，どれくらいで VA ECMO

表2 SAVE-J 研究における ECPR 導入基準

開始基準

- 初回心電図モニター波形が VF もしくは無脈性 VT
- 病院前の ROSC の有無にかかわらず院内心停止
- 119 番受信 or 病院到着までの心停止から 45 分以内
- 従来の心肺蘇生法を用いても，病院到着後（あるいは医師が接触後）少なくとも 15 分間 ROSC がない

除外基準

- 年齢 75 歳以上
- 心停止発症前から ADL の低下がある
- 家族の同意が得られない

文献 4 より引用．一部筆者が改変．統計解析における母集団調整のために，20 歳以下・外傷や薬物中毒・体温 30 度以下などが SAVE-J 研究において除外されているが，ECPR の対象となり得るため，除外基準から外した．
ROSC: return of spontaneous circulation, 自己心拍再開.
ADL: activities of daily living, 日常生活における基本的な動作.

（PCPS）に移行するか，あるいはいきなり VA ECMO（PCPS）を導入するか，など現場の判断としか言いようがありません．

ECPR 導入基準

　日本から世界へ発信された院外心肺停止への ECPR の有効性を調べた SAVE-J 研究 [4] があります．同研究の ECPR 導入基準が，ECPR の導入基準として一定の評価を得ています **表2**．
　心肺停止患者にチャンスがあるかどうかの見極めは，結局「現場の判断次第」です．また，重症薬物中毒や低体温（30 度以下）による心停止は，ECPR の良い適応となります．

Respiratory ECMO 導入基準

　ECMO は非常に侵襲性が強い治療であり，人的・金銭的資源を多く要する治療でもあります．よって，丁寧な人工呼吸管理（肺保護換気を最大限意識した管理）を用いても患者の死亡率が高いと予想される症例に対して検討されます．
　ELSO ガイドライン [5] においては，

JCOPY 498-16622

表3 Murray スコア

	0点	1点	2点	3点	4点
胸部 X 線	肺陰影なし	肺水腫 全体の 25%	肺水腫 全体の 50%	肺水腫 全体の 75%	肺水腫 全肺野
PaO_2/F_iO_2	≧300	225〜299	175〜224	100〜174	<100
PEEP （cmH_2O）	<5	6〜8	9〜11	12〜14	≧15
コンプライアンス （mL/cmH_2O）	≧80	60〜79	40〜59	20〜39	<19

文献 6 より引用．一部筆者が改変．

表4 Respiratory ECMO 導入基準・除外基準

導入基準

1 いかなる原因（原発性・続発性）によらず，死亡リスク≧50％で ECMO 導入を考慮し，死亡リスク≧80％で適応とする．
　・F_iO_2>0.9 で PaO_2/F_iO_2<150 and/or Murray スコア 2〜3 点であれば，50％死亡リスクに関連する．
　・6 時間以下の最適な治療にもかかわらず，F_iO_2>0.9 で PaO_2/F_iO_2<100 and/or Murray スコア 3〜4 点であれば，80％死亡リスクに関連する．
　・ECMO が発症早期（1〜2 日）に導入される時，成人呼吸不全において最も良好な予後が得られる．
2 高プラトー圧（P_{plat}>30cmH_2O）人工呼吸器設定であっても高二酸化炭素血症が続く．
3 重症エアリーク症候群
4 肺移植リストに載る患者において挿管が必要．
5 心原性 or 呼吸原性急変（最適な治療へ無反応な肺塞栓・窒息）

除外基準

ECMO 導入への絶対的禁忌はなく，患者毎にリスクと利益を検討しなければならない．しかし，以下の状況は ECMO を導入しても予後不良と関連し，相対的禁忌と考え得る．
1 気道内圧が高い設定（F_iO_2>0.9，P_{plat}>30cmH_2O）で 7 日以上人工呼吸が行われている．ただし，多くの施設は，人工呼吸時間を禁忌とは考えていない．
2 重篤な薬剤性免疫不全（好中球数<400/mm³）
3 最近発症 or 拡大傾向がある中枢神経系出血
4 回復が見込めない併存疾患（重症中枢神経障害や末期の悪性腫瘍など）
5 年齢：年齢は一律に禁忌とはならないが，年齢上昇に伴いリスクが増加する．

文献 5 より引用．Murray スコア以外に，AOI スコア 60，APSS スコアの記載があるが省略．
P_{plat}＝肺胞プラトー圧．

　① Murray スコア[6] を計算します **表3** ．
　② F_iO_2>0.9 における PaO_2 or Murray スコアにより死亡リスクを計算します **表4** ．

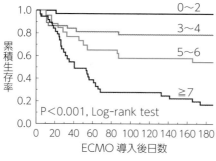
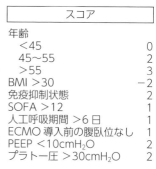

スコア	
年齢	
<45	0
45〜55	2
>55	3
BMI >30	−2
免疫抑制状態	2
SOFA >12	1
人工呼吸期間 >6日	1
ECMO 導入前の腹臥位なし	1
PEEP <10cmH$_2$O	2
プラトー圧 >30cmH$_2$O	2

図1 PRESERVE mortality risk score

③「いかなる原因（原発性・続発性）によらず，死亡リスク≧50%で ECMO 導入を考慮し，死亡リスク≧80%で適応とする」です **表4**． ECMO 治療自体の死亡リスクを 50%と仮定し，それを上回る死亡リスクがあるのだから ECMO を導入しようという考えです．

ECMO 予後予測スコア乱立

Respiratory ECMO を導入すべきか？ 人工呼吸管理で粘るべきか？ 悩みはおそらく全世界共通です．そのためか ECMO 予後予測スコアが多数あります．

●PRESERVE mortality risk score[7] 図1

ECMO を導入された ARDS（acute respiratory distress syndrome: 急性呼吸窮迫症候群）患者の 6 カ月後まで予後を追跡し，スコア化したものです．年齢が 56 歳以上で 3 点獲得が印象的です．また，生存率だけなく 6 カ月生存患者の QOL についても追跡しました．6 カ月後，不安（34%）・うつ（25%）・PTSD（16%）がみられました．サバイバルした重症患者のメンタルヘルスの把握とケアが今やビッグテーマです．

●RESP score[8]

ELSO の ECMO 予後予測スコアです（http://www.respscore.com/）．開発者は PRESERVE mortality risk score と同じです．Web ページの

14

CESAR trial

対象 patient: 重症 ARDS 患者	ECMO 群: 1 施設　従来治療群: エントリー 103 施設
介入 intervention: ECMO	ECMO 群: 90 人(うち ECMO 導入: 68 人)　従来治療群: 90 人
比較対象 comparison: 従来治療	ECMO 群: 平均年齢: 39.9 歳　従来治療群: 40.4 歳
結果 outcome: 6 カ月後の生存率	ECMO 治療日数: 平均 9.0 日

対象
- 18〜65 歳
- 回復可能な呼吸不全(ECMO コンサルタントが判断)
- Murray スコア 3 点以上 or 非代償性高二酸化炭素血症(pH7.2 未満)
  除外
- 最高気道内圧>30cmH$_2$O or F$_i$O$_2$>0.8 で 7 日以上経過
- 脳出血, ヘパリン禁忌
- 積極的治療の適応がない

Respiratory ECMO の導入基準として有名

結果
重篤な機能不全がない患者の6カ月後の生存率　ECMO 群 63% vs 従来治療群 47%(P=0.03)

図2　CESAR trial[10] の概要

　ボタンをポチポチするだけで予後予測ができます. 結構おもしろいです. 是非読者もポチポチしてください.

● ECMOnet score[9]

　2009 年新型インフルエンザ (H1N1) から得られたデータです. ECMO 導入前の入院日数, 血清ビリルビン, 血清クレアチニン, ヘマトクリット値, 平均血圧とシンプルなパラメーターで構成されます.

　その他にも多くのスコアがあるのですが, 紹介はこれくらいとしましょう.
　Respiratory ECMO に関わる医療者は, 以下に述べる CESAR trial と 2009 年新型インフルエンザ (H1N1) における ECMO 成績について知らないと, モグリとされます. COVID-19 急性呼吸不全に対しての ECMO は, 本書執筆時点において評価できる段階にありません. 読者が update してください.

CESAR trial[10] 図2

　RCT (ランダム化比較試験) は臨床試験の中で最もエビデンス価値が高いです. 一方, 超重症疾患への治療の介入効果は, 様々な因子が関係す

る上に，RCT は手間とコストを要することも加わり，RCT で結果を出すことはなかなか難しいです．

1970 年と 1994 年に respiratory ECMO に対して否定的な RCT が出されたことから，長らく不遇な時代が続きました．一方，ECMO 機器性能は飛躍的な進歩を遂げ，lung rest 概念の広がりなど ECMO 管理能力も上がり，respiratory ECMO の意義を認める RCT が待たれていました．

2009 年，CESAR trial（RCT）結果が発表され ECMO の評価を一変させました（データ収集は 2001～2006 年）．**CESAR trial のエントリー基準**（対象と除外）は，先の ELSO の導入基準 **表4** と並んで使用されます．

重症 ARDS を対象とし，6 カ月後の重篤な機能不全がない患者の生存率を検討したところ，ECMO 群 63% vs 従来治療群 47%（P=0.03）と，ECMO 群において有意に良好な結果が得られました．

こういった時代を変える RCT は，すさまじくチェックされます．その後，様々な物言いがつきました．

・CESAR trial において，従来治療群 90 人は 90 施設で治療されたのに対し，ECMO 群 90 人はナント ECMO センター 1 施設であった．欧米では ECMO 症例を ECMO センターに集約する傾向にあります．
・ECMO センターに運ばれた患者 90 人のうち 22 人は ECMO 治療を受けず，うち 16 人は従来の治療で改善した．搬送されながら ECMO が導入されなかった患者を除くと有意差が消失した．
・搬送前の人工呼吸器設定を見直すことで ECMO 回避症例があった．
・ECMO 群において有意に血液浄化やステロイド使用率が高かった．
・従来治療群の肺保護換気遵守率 70% に対して，ECMO 群の肺保護換気遵守率 93% であった．

批判

・ECMO が効果的だったのではなく，ECMO センター（1 施設）で治療を受けたことに効果があったのではないか？
・ECMO センターに搬送されなかった患者の治療レベルが低かったのではないか？

JCOPY 498-16622

　ECMO センターで働く医療者（医師・看護師・CE……）は，ECMO だけに長けていることはなく，人工呼吸管理・重症患者管理のスペシャリストであろうことは想像に難くなく，スペシャリストが重症患者を治療すれば患者予後がまったく違うであろうこともやはり想像に難くありません．CESAR trial 結果は，それを示した可能性があります．CESAR trial に限らず，欧州から発表される ARDS 研究において，介入群（ECMO センター）vs 対照群（一般病院）が多くあり，解釈を難しくします．

　筆者は，respiratory ECMO に意義があると考える医療者です．しかし，今も「Limitation はあるものの CESAR trial が ECMO の有効性を示した」と紹介されることには違和感があります．ECMO 群と言いながら ECMO 非導入症例を含むなんて limitation ありすぎです．

　CESAR trial が集中砲火を浴びたことから，問題点を改善し研究プロトコールを組んだ RCT である EOLIA trial[11]（2018 年）が行われました．ECMO 群において最新の respiratory ECMO 機器を使用する一方，対照群においては肺保護換気（プラトー圧制限，1 回換気量制限，高 PEEP）に徹し（ただし，PEEP の平均値が 12cmH$_2$O 程度であり，徹し切れていないという批判もあります），筋弛緩薬や腹臥位療法の併用も強く勧められました．非 ECMO センターにおいてもエキスパートが対応していると言うものの，ECMO 患者は ECMO センターで治療されており「ECMO センターはすごい」命題は残ります．また，対照群は低酸素が著しい時 ECMO 導入が許されました（crossover: 交差，寝返り）．主要評価項目 60 日死亡率において，ECMO 群 35% vs 対照群（crossover 含む）46%（P＝0.09）でした．「超重症（very severe）ARDS 患者の 60 日死亡率において，ECMO 群と，レスキューのための ECMO 導入（crossover）を含む従来人工呼吸群間に有意差はなかった」と結論づけられました．ECMO 応援団的には有意差はなくても，「ECMO に有利な傾向がある」と言いたいところですが，対照群中 crossover 患者が 28% あり，その死亡率が 57% もあります．対照群に不利に働いた可能性があります．逆に，crossover してなければもっと死亡率が高かったかもしれません．CESAR trial は「十分に説明し同意をとった」上で crossover を認めないプロトコールでした．EOLIA trial はプロトコールの改善としてあえて crossover を認めました．時代の流れにより，倫理的に crossover を認めざるを得なかったのです．結果的に解釈を難しくすることと

表5 H1N1 パンデミック（2009）呼吸不全に対する ECMO の国別成績

報告国	スウェーデン	フランス	オーストラリア ニュージーランド	イギリス	イタリア	フランス	スペイン	日本
患者数	13	36	68	80	49	123	9	14
施設数	1	3	15	4	14	33	5	12
平均年齢	31	39	36	34	39	42	36	54
PaO_2/F_1O_2	52	59	56	55	63	50	66	50
ECMO 期間	16	20	10	9	10	11	6	9
死亡率	15%	17%	25%	28%	29%	36%	56%	64%

文献 12 より引用（フランスは 2 報告あるため 2 つ掲載）

なりました．それが悪いと言っているのではありません．超重症患者を対象とする研究はかように難しいです．

2009 年新型インフルエンザパンデミック（H1N1）と ECMO

　　COVID-19 騒乱の渦中に本書を執筆しています．思い起こせば，2009 年の新型インフルエンザ（H1N1）においても，COVID-19 ほどではないものの社会不安が高まりました．2009 年春から始まり，多くの国で夏に最初のピーク（第 1 波）を迎えました．偶然ではありますが，2009 年 Lancet 誌 10 月号に CESAR trial が掲載されました．2009 年から H1N1 ウイルスによる ARDS が全世界的に発生し，重症症例に対して ECMO 導入がなされました **表5**．以下，日本の特徴です．
・ECMO 導入患者の死亡率が他国に比して極めて高い．
・患者数≒施設数である．すなわち患者が集約化されていない．各施設が少人数を治療している．
・ECMO 期間が他国より短い傾向がある．
・患者平均年齢が高い．これは，日本の成績に不利に働いた可能性があります．この調査では日本の平均は 54 歳ですが，日本から報告される respiratory ECMO 研究の平均年齢は 60〜70 歳台であるのに対し，欧米の研究は 40〜50 歳台です．先の CESAR trial の平均年齢は 40

表6 H1N1 呼吸不全に対する ECMO 脱血
カテーテルの太さ（日本）

太さ（Fr）	症例数
12	1
15	9
16	2
16.5	1
21	1

文献 13 より引用

歳，EOLIA trial の平均年齢は 50 歳強です．欧米では日本に比して若年者の肺疾患が多いことや，肺移植が多いことが関係します．単純比較は難しい面があります．

ECMO プロジェクトの発足

日本の成績が悪かった原因として，当時の日本製の ECMO 装置は cardiac ECMO 目的であり respiratory ECMO 目的にはまったく向いていなかったこと，脱送血カテーテルが極端に細い **表6** など，やはり respiratory ECMO が考慮されていなかったこと，有害事象が 92.3% と合併症が多かったこと，結局 ECMO センターに患者を集約する仕組みがないことなどが指摘されました [13]．

H1N1 呼吸不全に対する ECMO の国別成績は，日本において ECMO に情熱を持つ医療者の心に火をつけました．日本呼吸療法医学会と日本集中治療医学会主導で 2012 年，ECMO プロジェクトが発足しました．当初，患者を集約することを目指したのですが難しく，respiratory ECMO の情報交換・推奨 ECMO 機材の紹介・ECMO 研修会や研修施設の紹介・ECMO チーム構成の必要性の啓蒙などが熱意を持って行われています．

また，東北医科薬科大学 遠藤智之先生主催の ECMO シミュレーションセミナーがあります．チーム参加が基本条件であり，筆者もチーム参加しました．非常に有意義でした．COVID-19 騒乱が落ち着いたら，読者も検討してはいかがでしょうか？

【参考文献】

1) 田中竜馬. Dr. 竜馬の病態で考える人工呼吸管理～人工呼吸器設定の根拠を病態から理解し，ケーススタディで実践力をアップ！. 羊土社; 2014.

2) 澤 芳樹. PCPS の外科的基準. 松田 暉，監修. 新版 経皮的心肺補助法─PCPS の最前線. 秀潤社; 2004. p.17-22.

3) 筒井裕之，監修，日本循環器学会，日本心不全学会，編集. 急性・慢性心不全診療ガイドライン 2017 年改訂版. 2018.

4) Sakamoto T, Morimura N, Nagao K, et al. Extracorporeal cardiopulmonary resuscitation versus conventional cardiopulmonary resuscitation in adults with out-of-hospital cardiac arrest: a prospective observational study. Resuscitation. 2014; 85: 762-8.

5) Extracorporeal Life Support Organization (ELSO). Extracorporeal Life Support Organization (ELSO) Guidelines for Adult Respiratory. https://www.elso.org/Portals/0/ELSO%20Guidelines%20For%20Adult%20Respiratory%20Failure%201_4.pdf（2020 年 5 月 4 日閲覧）

6) Murray JF, Matthay MA, Luce JM, Flick MR. An expanded definition of the adult respiratory distress syndrome. Am Rev Respir Dis. 1988; 138: 720-3.

7) Schmidt M, Zogheib E, Rozé H, et al. The PRESERVE mortality risk score and analysis of long-term outcomes after extracorporeal membrane oxygenation for severe acute respiratory distress syndrome. Intensive Care Med. 2013; 39: 1704-13.

8) Schmidt M, Bailey M, Sheldrake J, et al. Predicting survival after extracorporeal membrane oxygenation for severe acute respiratory failure. The Respiratory Extracorporeal Membrane Oxygenation Survival Prediction (RESP) score. Am J Respir Crit Care Med. 2014; 189: 1374-82.

9) Pappalardo F, Pieri M, Greco T, et al. Predicting mortality risk in patients undergoing venovenous ECMO for ARDS due to influenza A (H1N1) pneumonia: the ECMOnet score. Intensive Care Med. 2013; 39: 275-81.

10) Peek GJ, Mugford M, Tiruvoipati R, et al. Efficacy and economic assessment of conventional ventilatory support versus extracorporeal membrane oxygenation for severe adult respiratory failure (CESAR): a multicentre randomised controlled trial. Lancet. 2009; 374: 1351-63.

11) Combes A, Hajage D, Capellier G, et al. Extracorporeal membrane oxygenation for severe acute respiratory distress syndrome. N Engl J Med. 2018; 378: 1965-75.

12) 小尾口邦彦. ARDS 文献レビュー 重症 ARDS 患者に対して ECMO を使用すべきか. 第 37 回日本呼吸療法学会学術集会ワークショップ. 京都. 2015.

13) Takeda S, Kotani T, Nakagawa S, et al. Extracorporeal membrane oxygenation for 2009 influenza A (H1N1) severe respiratory failure in Japan. J Anesth. 2012; 26: 650-7.

JCOPY 498-16622

ECMO の構成

ECMO の構成は模式図で表すと非常に単純です **図1**.

VA ECMO (PCPS), VV ECMO ともに同じ構成・製品です.

① ポンプにより血液を体外に導きます.

② 血液が人工肺を通過します. やはりポンプのパワーです. 人工肺を通過する際に, エアを通す膜越しに酸素を吹きつけます (送気ガス). 酸素を血液内に入れ二酸化炭素を吹き飛ばします.

③ 人工肺を通過した血液は酸素化・脱二酸化炭素化されています.

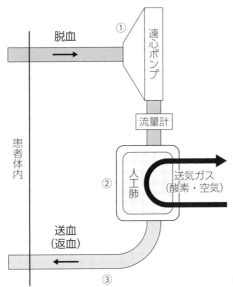

図1 ECMO の構成

ポンプ

開心術で用いる人工心肺や CRRT（continuous renal replacement therapy：持続的腎代替療法，日本においては CHDF モードで使用されることが多い）機器はローラーポンプを採用します 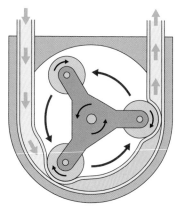. 弾力性があるプラスチック管を外からゴシゴシして，中の血液を押し出します. 非常に強力であり，回転数に比例して流量が上昇します. CRRT において，ポンプの回転数ではなく血液流量や透析液流量をズバリ設定します

図2 ローラーポンプの構造

よね. ローラーポンプであるおかげです. かなりハードにゴシゴシするので，血球成分が破壊され凝固線溶系にも影響します. さらに，脱血不良であろうが，エアが大量に流れてこようが，容赦なくローラーポンプは動き続けます. 脱血不良であれば血液に極度の陰圧がかかりエアが容易に発生します. よって，ECMO にローラーポンプは採用されません.

遠心ポンプ 図3

遠心ポンプを採用する ECMO が大半です.
仕組みを考えてみましょう.
雨の中で，傘をクルクル回すと周囲に水が飛びますよね 図4.
回転する円盤に上から液体をたらすと円盤の水平面方向に液体が飛び散ります. 円盤の周囲をプラスチックで覆い，入口・出口をそれぞれ 1 カ所としたのが遠心ポンプです. まさに遠心力で血液を飛ばすのです.
傘の例えで説明すると，以前は傘の根本の部分をボールベアリング 図5 で支えていました. ボールベアリングは摩擦が少ないと言え熱を持ちます. ボールベアリング近くの血液を加熱することとなり血栓形成の原因となりました. また，ECMO においては 3000〜4000 回/分もの高速回転が求められます. 時間が経過するとボールベアリングの性能が著しく

JCOPY 498-16622

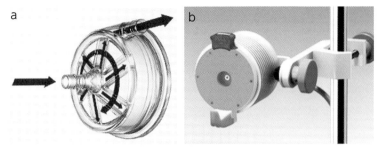

図3 遠心ポンプとドライブモーター（テルモ）
a）キャピオックス®遠心ポンプ
b）キャピオックス遠心ポンプコントローラー SP-200（ドライブモーター）．遠心ポンプの裏に装着する．磁力によりドライブモーターの動力を遠心ポンプに伝える．
テルモの許可を得て同社ウェブサイトより転載．

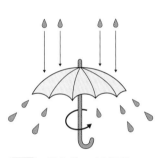

図4 遠心ポンプの原理

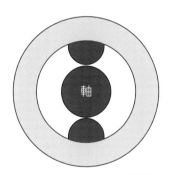

図5 遠心ポンプにかつて採用された
ボールベアリングのイメージ
極小ベアリングでありボール数が2～3個と
少なかったことも耐久性の低さに関連した．

劣化しました．ボールベアリングの軸の隙間に血液が入り溶血を引き起こす問題もありました．
　それへの解決策として1点支持ベアリング（モノピボットベアリング）を泉工医科工業は開発しました **図6**[1]．シンプルに1点のみで"傘"を支えるので構造が単純化され飛躍的に摩擦が減りました．2011年に泉工医科工業は薬事承認を得たのですが，ECMOにおける2010年代前半の泉工医科工業の躍進につながったようです．世界のMaquetは1点支持の素材として人工サファイアを採用しています．さらに，磁気浮上技術の採用も視野に入っています．リニアモーターカーと同じですね．摩擦ゼロ

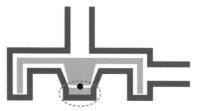

図6 1点支持ベアリングを採用した
遠心ポンプの断面イメージ
中央●：1点支持ベアリング，かつては破線
囲み部分がボールベアリングであった

に近づいています．日本においては補助人工心臓で実用化されており，海外では ECMO 製品に採用されています．

　巨人テルモはその後2点支持ベアリングで巻き返しました．近年のテルモ，泉工医科工業製品の respiratory ECMO 成績の向上には遠心ポンプの改良が大きく関連します．

　ECMO において遠心ポンプを採用することのメリット，デメリットを理解しなければなりません[2]．

・ローラーポンプと異なり血液を「押しつぶす」動きがないので，血球成分破壊や凝固線溶系への影響が少ない．

・遠心ポンプにおいては回転数と流量が比例しない．よって，遠心ポンプ下流に装着する超音波流量計をみながら回転数を調整する．

　「ローラーポンプは容赦ない」ことをすでに解説しました．「遠心ポンプは容赦ある（こんな表現あるのでしょうか？？）」特徴が現れます．

・大量の空気がポンプ内に入った時，遠心ポンプは遠心力を失い流量が急減する．これは必ずしも悪くありません．緊急対処が必要ですが，エアを体内に押し込むと取り返しのつかない状況になります．

・ポンプの前だけでなく後の圧変化（ポンプに対しての後負荷）の影響を受けやすい．

　例）送血カテーテルの先端の血管壁への接触⇒流量が自然に下がる．これは必ずしも悪くありません．容赦なく押し込むほうが血管トラブル，回路内エア発生などにつながります．

　例）VA ECMO において患者の自己心拍が強くなると，遠心ポンプの流量は自然に下がる．「患者の自己心拍が強くなってきた！！ よし，よ

JCOPY 498-16622

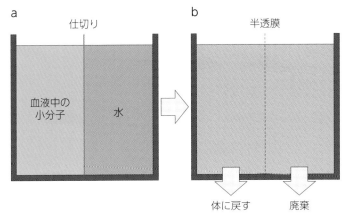

図7 血液透析（拡散原理）のイメージ
b）半透膜を通る小分子は全体が同じ濃度になるべく拡散する.

し」と遠心ポンプの回転数を極端に下げると遠心ポンプが逆回転する時すらあります（➡ p.134）.

> 心臓の1回拍出量は心臓の収縮力だけでは決まらないですよね.
> 前負荷・心臓の収縮力・後負荷の3者が影響します. 遠心ポンプも,
> 前負荷・回転数・後負荷の3者が影響する点で, 心臓に似ます.

人工肺

　血液透析は拡散原理を利用します **図7**. 濃度勾配があれば小分子は単純に濃いサイド⇒薄いサイドに移動します.

・ECMO の人工肺も原理はまったく同じです. ガスだけを通す膜越しに酸素や二酸化炭素が濃度勾配（濃度差）により移動します **図8**.
　図8 は少しミスリーディングかもしれません. 血液側には CO_2, 空気・酸素側には O_2 が多いことをイメージした図です. 仮に, **図8** 右の空気・酸素側に CO_2 を流し左の血液側より CO_2 濃度を高くすると CO_2 は右→左移動をします. あくまで拡散は濃いサイド⇒薄いサイドに移動します.

・人工呼吸患者の血液中 CO_2 濃度は, 換気量を変化させることによって調節します.

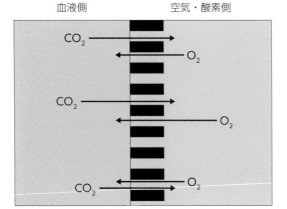

血液側　　　　　　　　空気・酸素側

図8　人工肺におけるガス交換のイメージ

　ECMO において血液中 CO_2 濃度は，空気・酸素側を流れるエアの流量を変えることによって調整します．

　血液側から空気・酸素側に CO_2 が移動しても，そこにとどまっていると空気・酸素側の CO_2 濃度が上昇します．濃度勾配（濃度差）が減少しさらに失われると CO_2 は移動しなくなります．濃度勾配（濃度差）を保つために，空気・酸素側に移動してきた CO_2 をどんどん洗い流さなければなりません．

　空気と酸素を混合するブレンダー（ブレンダーにより酸素濃度を設定）を用いて空気と酸素の混合エアをつくり，人工肺に流します（送気ガス）．**通常，人工肺通過後の血液の酸素分圧が PaO_2 300mmHg 程度になるようにブレンダーの酸素濃度を調整します．** PaO_2 300mmHg は非常に高値であり，酸素の害（フリーラジカル産生など）はあり得るのですが，ECMO のパフォーマンスが急激に低下する場合に備えるためのマージンです．また，急激に下がる時は人工肺の異常などを想起します．

　空気と酸素の混合エアの役割は 2 つあります．
① 血液中の O_2 濃度を高める：空気・酸素側に高濃度 O_2 を流すと，空気・酸素側の O_2 濃度＞＞血液中の O_2 濃度 となります．よって O_2 は血液中に移動します．
② 空気・酸素側の CO_2 濃度を薄める：空気・酸素側に送気ガスを流すと，血液側から移動してきた CO_2 を洗い流します．

JCOPY 498-16622

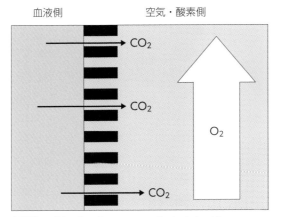

血液側　　　　　　　空気・酸素側

図9 送気ガス（sweep gas）のイメージ
膜を通って移動した CO_2 を人工肺へ O_2 が洗い流す.

　人工肺の酸素透過性は極めて優秀であり，ごく少量の送気ガス流量により血液中 O_2 濃度はおつりが出るぐらい高くなります. よって，人工肺へ投与する送気ガス流量の調節は血液中 CO_2 濃度の調整のために行われます. すなわち，血液中 CO_2 濃度低⇒送気ガス流量↓，血液中 CO_2 濃度高⇒送気ガス流量↑といった対応をします. 人工肺に流す送気ガスをsweep gas（sweep の意: 掃除する）と呼ぶのは②を反映しています **図9**.

　ECMO 管理に不慣れな医療者が，ECMO 患者の動脈血液ガス $PaCO_2$ 60mmHg といった数値をみると，人工呼吸器の換気量↑といった対応をしがちです. **ECMO 中は肺をできる限り休める**（lung rest）が大原則です. 原則，人工呼吸器の設定は lung rest のままで変更しません. そして，例えば人工肺に流れている混合エア（送気ガス）流量が 2L/分であるなら3L/分に増やすといった対応をし，血液ガスをみながらさらに調整します.

血液中 CO_2 濃度の調整
　人工呼吸患者:
　血液中 CO_2 濃度↑ ⇒ 換気量↑
　血液中 CO_2 濃度↓ ⇒ 換気量↓
　ECMO 患者:
　血液中 CO_2 濃度↑ ⇒ 送気ガス流量↑
　血液中 CO_2 濃度↓ ⇒ 送気ガス流量↓

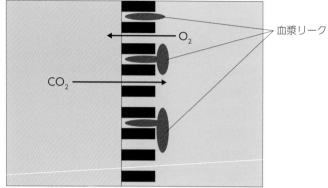

血液側　　　　　　　空気・酸素側

O_2

CO_2

血漿リーク

図10 血漿リークのイメージ

血漿リーク（プラズマリーク）**図10**

　　図8 の人工肺の膜のイメージは実はクラシックです．膜が対称構造なので対称膜と呼ばれます．このクラシックな膜は素材として「O_2 や CO_2 などガスは通すが液体は通さない」というありがたい性質（疎水性）を持つ多孔質ポリプロピレンを使用していました．しかし，時間が経過するにつれて疎水性が失われ血漿も空気・酸素側へ移動する現象が以前はよくみられました．人工肺表面が黄色泡沫で覆われます．血漿リークと呼びます．当然，ガス交換能は著しく低下するため，回路交換を考えなければなりません．

　　近年採用される膜の素材は各社異なるものの，スキン層 **図11** をつくることにより血漿の移動がブロックされるようになりました．これにより血漿リークの頻度が激減しました．対称性が失われたので非対称膜と呼びます．非対称膜の登場も，近年の人工肺の寿命向上に大きく貢献しています．

ウエットラング

　　人工肺の膜内に貯留した水分（結露）により，ガス交換のための有効膜面積が減少⇒ガス交換能が低下する現象です．対処法として，ガスフラッシュがあります．混合エア（送気ガス）の流量を一時的にアップして，結

28

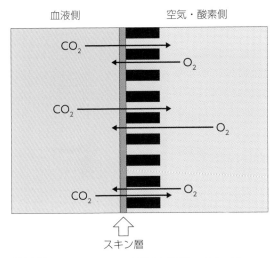

血液側　　　　　　　空気・酸素側

↑
スキン層

図11　近年用いられる新型人工肺膜のイメージ

露を吹き飛ばす作戦です．1回あたり 15L/分程度にアップ・10 秒程度で十分です．長時間はダメです．送気ガスアップは血液中 CO_2 濃度に影響しますよね．患者に不要な負担をかけます．

　以前は1時間に1回程度行うことが推奨されました．近年，テルモはルーチンとしてのガスフラッシュを推奨していません．人工肺の能力低下を疑った時，「ウエットラングが原因であることを除外するためにガスフラッシュをしましょう」です．泉工医科工業は5～6時間おきのガスフラッシュを推奨しています．膜の素材や構造により対応が異なります．メーカー担当者に聞きましょう．

血液へ接触する ECMO 回路内面に対してのコーティング

あるカテーテル販売担当者
ヘパリンコーティングカテーテル？ 正直，カテーテル表面に付着しているヘパリンは量が少なく体内に1週間も留置したらヘパリンは洗い流されている製品が多いんですよね……

　ECMO の長期運転の最大の敵として回路内血栓があげられます．ポン

プや人工肺に血栓ができるとそれらの寿命を短くします．血栓が飛ぶと脳梗塞など重篤な合併症につながります．よって，人工肺・遠心ポンプ・回路の血液に接触する面はすべて抗血栓コーティングがなされます．以前は，ECMO においてもカテーテルと同様に短期間ではがれる抗血栓コーティングが多かったですが，近年，やはり性能が著しく向上しました．

　ヘパリンコーティングを採用するメーカーが多いです．高校化学で，共有結合の強さ＞＞イオン結合の強さと習いましたよね．ヘパリンを回路に付着させるために，共有結合を採用するメーカー，イオン結合を採用するメーカーがあります．共有結合はコーティングが長持ちします．イオン結合はヘパリンが溶け出すのでヘパリンが残っている間は強力な抗血栓性能を発揮します．ヘパリンを厚く塗布することにより寿命を稼ぐようです．

　　テルモ：X コーティング（非ヘパリン，共有結合）
　　泉工医科工業：ヘパリンコーティング（イオン結合）　イオン結合ですがヘパリン材料を工夫したことにより長期間効果が持続するとされます．

　ECMO 回路に限らずヘパリンコーティング製品を使用している時は，ヘパリン起因性血小板減少症（heparin-induced thrombocytopenia: HIT）の合併に気をつけなければなりません．HIT を疑ったらヘパリン注入だけでなくヘパリンコーティング製品の使用もストップしなければなりません．「血小板輸血で対応しよう」は絶対にダメです．HIT への血小板輸血は禁忌です．抗凝固薬はアルガトロバンへの変更が近年一般的です．テルモ製品であれば非ヘパリンであるので ECMO 回路交換の必要はありません．泉工医科工業製品であれば，同社が持つ非ヘパリンコーティング製品への切り替えを考えます．ただし，ヘパリンコーティング製品に比して抗血栓性能は落ちるようです．

送血カテーテル・脱血カテーテル

　カテーテルの流れやすさを理解するためには，ポアズイユの法則を理解しなければなりません．

> **ポアズイユの法則**
> $$流量 = \frac{\pi \times 管の両端の圧力差 \times 半径^4}{8 \times 液体の粘度 \times 管の長さ}$$

　細い管を流れる液体の流量の法則です．量にダントツで影響するのは 4

JCOPY 498-16622

表1 サイズによる流量の目安（PCPS）

送血カテーテル（長さ：15cm）		脱血カテーテル（長さ：50cm）	
サイズ	流量の目安	サイズ	流量の目安
13.5Fr	2.5L/分	18Fr	3.5L/分
15Fr	3.0L/分	19.5Fr	4.5L/分
16.5Fr	4.0L/分	21Fr	5.0L/分

文献3より引用．表現を一部変更．

乗する半径です．すなわち，太さが最も重要です．

　日本において数年前まで「ECMO の寿命は数日」が常識であり，respiratory ECMO が普及しない要因でした．遠心ポンプや人工肺の著しい性能向上により状況が変わったことを解説しました（➡ p.8）．

　日本において ECMO の寿命が短命であった理由として，血管へアクセスするカテーテル（送血・脱血）径が細かったことも指摘されます．Respiratory ECMO は非常に長い期間運転する可能性があり，スムーズな脱血・送血が重要です．ECMO・CRRT（CHDF）などの体外循環において，

脱血が命でありいかにスムーズに脱血できるか？

が常にビッグテーマです．よって，特に重視されるのが脱血管の太さです．

　日本においては，ECMO と言えば，cardiac ECMO＝PCPS でした（➡ p.8）．意外に思われるかもしれませんが，cardiac ECMO（VA ECMO）に要する血液流量は，VV ECMO ほど必要としないことが多いです．Cardiac ECMO は患者の心拍出とぶつかるため，自己心臓からみると後負荷となります（➡ p.57）．よって，自己の心機能がそこそこある場合には，血液流量 3L/分程度で管理できるケースが大半であり，ECMO が頑張りすぎる（流量が大きすぎる）と心臓の負担になります．

　表1 は cardiac ECMO＝PCPS を念頭においたカテーテルサイズによる血液流量の目安です．「完全 PCPS サポート下では少なくとも 3L/分の流量を出すために太いカテーテルを挿入するのが好ましい」[3] と記載されました．おそらく多くの施設は cardiac ECMO＝PCPS において 18Fr 径程度の脱血カテーテルを標準として使用しています．そして cardiac ECMO 目的であれば問題が起こることは少ないと筆者も感じます．

　VV ECMO（respiratory ECMO）は，リサーキュレーション（再循

表2　送血カテーテル・脱血カテーテルのサイズ選択

体表面積（m²）	脱血カテーテル径	送血カテーテル径
	大腿静脈経由50cm長	内経静脈経由
1.0〜1.3	23Fr	17Fr
1.3〜1.6	23Fr	17Fr
1.6〜1.8	25Fr	19Fr
1.8〜2.1	27Fr	19Fr
2.1〜2.4	29Fr	21Fr

文献4より引用. 表現を一部変更.

環➡ p.102）覚悟で酸素を供給する治療であり，血液流量の十分な確保が重要です．しかも長期間に及びます．「細い脱血カテーテルから」「大量の血液流量」を確保しながら運転するのであれば，遠心ポンプを高回転で運転しなければなりません．ポンプが熱を持てば血栓の発生につながるし，高回転連続運転はポンプの寿命を縮めます．数日間の cardiac ECMO であれば問題となることは少なくても，数カ月に及ぶ可能性がある respiratory ECMO であれば非常に問題となります．

　近年日本においても，respiratory ECMO 目的であれば太い送血・脱血カテーテル（特に脱血カテーテル）を入れることが強く推奨されます．「COVID-19急性呼吸不全への人工呼吸とECMO基本的注意事項（2020年3月24日）」[4] においても具体的にカテーテルのサイズが示されました．ECMO になじみがない読者はピンとこないかもしれませんが，従来の感覚からすると非常に太いです．例えば身長175cm，体重75kg の体表面積を計算（藤本式）すると，1.854m² です．**表2** にあてはめると脱血カテーテル径は27Frを選択することになります．しかし，日本における ECMO 二大メーカー テルモ，泉工医科工業のカテーテルを比較すると泉工医科工業のほうが太い製品を供給しているものの，両社ともそのような太い製品を供給していません **表3**．Respiratory ECMO に真摯に取り組む，多くは海外社製カテーテル［Bio-Medicus NextGen カニューレ（Medtronic）が充実］を使用する先進施設の取り組みが **表2** です．一般施設は **表2** の選択に取り組みづらいのではないでしょうか？

　筆者周囲の，先進とまでは言えないが respiratory ECMO に取り組んでいる施設においては，脱血カテーテル21Fr，送血カテーテル16〜

JCOPY 498-16622

表3 ECMO 送血カテーテル・脱血カテーテルのサイズ

テルモ

送血カテーテル		脱血カテーテル	
サイズ（外径）	有効長	サイズ（外径）	有効長
13.5Fr (4.5mm)	15cm	18Fr (6.0mm)	50cm
15Fr (5.0mm)	15cm	19.5Fr (6.5mm)	50cm
16.5Fr (5.5mm)	15cm	21Fr (7.0mm)	50cm

テルモ資料より引用

泉工医科工業

送血カテーテル		脱血カテーテル	
サイズ（外径）	有効長	サイズ（外径）	有効長
14Fr (4.7mm)	15cm	18Fr (6.0mm)	52cm
16Fr (5.3mm)	15cm	20Fr (6.7mm)	52cm
18Fr (6.0mm)	15cm	22Fr (7.3mm)	52cm
20Fr (6.7mm)	15cm	24Fr (8.0mm)	52cm

泉工医科工業資料より引用

18Fr 程度としているようです。

　送血カテーテルは有効長（体内に入れる部分の長さ）が 15cm で先端孔（エンドホール）のみで側孔（サイドホール）を持たない製品が多いです（**図12** 製品は少ないながら側孔を持ちます）。すみやかに血液を体に送り込むためであり、サイドホールを増やすと乱流になりかねないからです **図12**。

　脱血カテーテルは有効長が 50cm 程度で先端孔と複数の側孔を持ちます。先端が血管壁に当たろうが、側方が血管壁に当たろうが、なんとか多くの血流を確保するためです。泉工医科工業の脱血カテーテル **図12** の側孔はナント 70 個もあります。ただし、すべての孔が同時に機能するほど甘くありません。近位側（手前側）孔から優先的に機能し（多くの流量が流れ）、近位側孔が壁に当たった時などに、遠位側孔が機能します。よって、脱血カテーテルの先端が右房にあっても、主たる脱血部位が右房とは限りません。

　体内に挿入する時、側孔部分まで血管内に入れることを意識しなければなりません。鼠径部からの通常の挿入であればまったく問題ありません。時に、VV ECMO において送血カテーテルの挿入長が 15cm では物足りない時、脱血カテーテルを送血カテーテルとして代用します。その場合には一番手前の側孔が血管内に位置することを意識しなければなりません。

送血カテーテル 側孔数 4 個

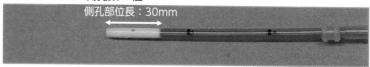
側孔部位長：30mm

脱血カテーテル 側孔数 70 個

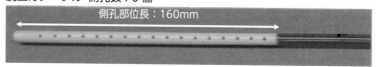
側孔部位長：160mm

図12 送血カテーテル・脱血カテーテルの構造の例
脱血カテーテルは多くの側孔を持つ. 側孔の直径 2.1mm.
商品名: 経皮的挿入用カニューレ PCKC（泉工医科工業）

【参考文献】

1) 山根隆志, 丸山 修, 西田正浩, 他. モノピボット遠心血液ポンプの実用化開発
　─製品につながる医工連携とは. Synthesiology. 2012; 5: 16-24.
2) 安達秀雄, 百瀬直樹. 人工心肺ハンドブック改訂 2 版. 中外医学社; 2009.
3) 坂本哲也. PCPS ポケットマニュアル Percutaneous Cardio Pulmonary
　Support ─経皮的心肺補助法. テルモ; 2016.
4) 日本集中治療医学会, 日本救急医学会, 日本呼吸療法医学会, 日本呼吸器学会,
　日本感染症学会, 日本麻酔科学会, 日本小児科学会, PCPS/ECMO 研究会.
　COVID-19 急性呼吸不全への人工呼吸と ECMO 基本的注意事項（2020 年 3
　月 24 日）.

JCOPY 498-16622

ECMO 圧解釈と対応

まず，体外循環回路の圧解釈を理解するための準備をしましょう．

圧力損失 [1]

あなたは自治体水道局職員です．
「水道水がチョロチョロとしか流れない」というクレームがありました．
問題の家の周囲のパイプ配置と圧を評価しました **図1**．
⊿P 値は **表1** に示されます．
水道管の狭窄部位はどこでしょうか？

表1 ⊿P 値情報

⊿P 測定区間	⊿P 値
①〜②	小
②〜③	大
③〜④	小

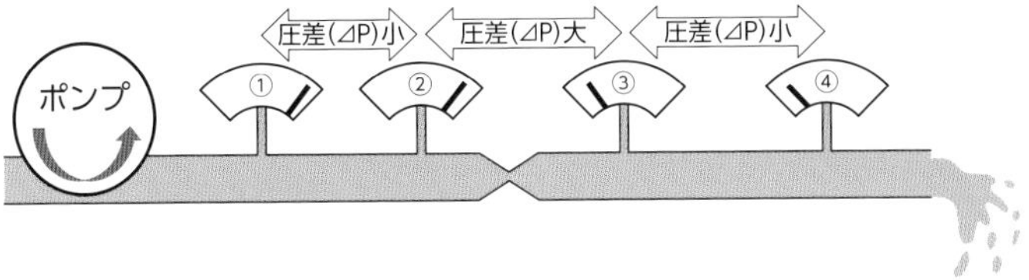

圧差(⊿P)小 ／ 圧差(⊿P)大 ／ 圧差(⊿P)小

ポンプ ① ② ③ ④

図1 圧損失評価のイメージ
文献1より引用

水質浄化機器・水道管理などの圧評価において pressure drop（通称⊿P^{デルタ}）という言葉がよく使われます．回路狭窄部位で失われる圧を評価します．損失値評価を浄化機器の交換時期・水道管の狭窄部位の予想などに役立てます．先の設問における水道管の狭窄部位は②と③の間です．⊿P が大きい部分です．このように狭窄部位において大きく圧力が失われることを，圧力損失と呼びます．上流から圧が失われていく，抵抗の大きい部

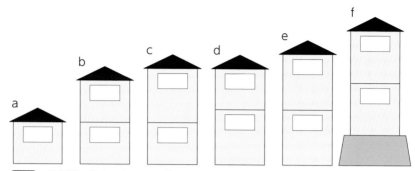

図2 2階建て住宅の高さは1階と2階の両方が関係する

分で大きく圧が失われるイメージです.

圧を積み上げるイメージ[1) **図2**

建物の高さを例として考えてみましょう.

1階部分の高さと建物の一番上の高さを測定します.

1階建ての家は,その高さがそのまま1階当たりの高さとなります **図2a**.

2階建ての家はいろいろなパターンがあります **図2b~e**.

建物の一番上の高さが高い時,2階部分が高い **図2c**・1階部分が高い **図2d**・1階部分と2階部分の両方が高い **図2e** の3通りの可能性があります.

2階部分の高さの評価は,「建物の一番上の高さ-1階部分の高さ」の計算をしなければなりません.

さらに土台の上に建った家においては,土台を計算に入れなければなりません **図2f**.

CRRT に学ぶ圧解釈

ECMO と同じく体外循環である CRRT（CHDF など）は,ECMO 類似構造を持ちます.CRRT においては圧センサーが多数ついており,回路のどこが調子が悪いのか? は,圧解釈をすることによりわかります.圧解釈を用いて,ヘモフィルター（中空糸を多数束ねた血液を浄化する部

36

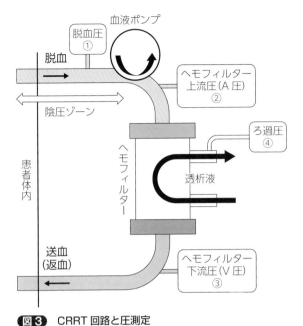

図3 CRRT 回路と圧測定
シンプルにするために補充液回路は省略

分，ECMO の人工肺に相当）に問題があるのか，下流回路（ヘモフィルター後）に問題があるのか，中空糸の半透膜の性能が落ちているのかなど，"診断"します．しっかり圧解釈をする CE であれば，「下流回路を中心に閉塞が進んでいるな．抗凝固薬が回路終盤で不足しているのだろう．抗凝固薬を増量しよう」といったプロフェッショナルな対応をします．もっとも，CRRT ストップ⟹回路ごと全部交換で対応できるので，圧解釈などまったくされていない施設も多そうです．CRRT が急停止しても，即死亡とはならないことも関係するかもしれません．

CRRT 回路

ECMO がテーマの本書ですが，せっかくですから ECMO の親戚 CRRT の圧解釈を覗いてみましょう **図3**．
まず驚きなのが，ECMO **図4** と CRRT は，脱血側と送血側の色表記が正反対であることです．

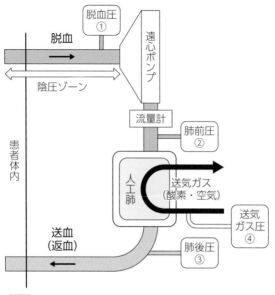

図4 ECMO 回路と圧測定

CRRT は，脱血側が赤色，送血側が青色で表されます．

CRRT の歴史が関係します．現在のスタイルは静脈から血液ポンプの力で脱血し，さらにヘモフィルターを通過させます．

CRRT 黎明期，動脈へ脱血管を挿入し，動脈血圧をパワーとして，血液をヘモフィルターへ通過させました．ヘモフィルターの上流を赤色，下流を青色としました．現在，静脈から脱血し静脈に送血しますが，ヘモフィルター上流圧を A 圧（arterial: 動脈），下流圧を V 圧（venous: 静脈）と呼ぶのは名残です．

CRRT における血液の流れはシンプルです．血液ポンプにより脱血し，ヘモフィルターを通過させ浄化した血液を体に戻します．血液ポンプ前で脱血圧①，ヘモフィルターの上流②と下流の圧③を測定します **図3** ．

ヘモフィルターにてろ過を行い，あるいは透析液を注入し血液を浄化するのですが，ヘモフィルター内の中空糸外スペース（ろ液や透析液が流れるスペース）の圧のモニタリングのためにろ過圧④を測定します．中空糸外スペースは印象としては狭そうですが，つながっており広大な 1 つのスペースです **図5** ．

38

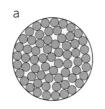 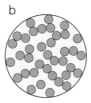

図5　ヘモフィルターの断面のイメージ
a) 中空糸径 0.2mm 程度（髪の毛より少し太い）であり，10000 本近くをヘモフィルター内に格納する．中空糸内を血液が流れる．
b) 中空糸を間引いたイメージ．中空糸外はつながっており 1 つのスペースであることがわかる．

シンプル CRRT 圧解釈・その他の回路観察ポイント　図3

臨床家は**ポンプの前後で圧が激変する**ことを知らなければなりません．

ポンプの上流は陰圧です．**赤血球は陰圧に対して非常に弱いため**，脱血不良であるのに無理して脱血すると容易に溶血します．

ポンプの下流は体内に戻るまですべて陽圧です．赤血球は陽圧に対して比較的強いとされます．

脱血圧測定

図3① です．CRRT において脱血圧は測定できず，枕形状の袋（ピロー）がぺちゃんこになることで脱血不良アラームを鳴らす仕組みが長く続きました．近年，陰圧を測定できる機種が増えつつあります．

また，脱血不良時，脱血管側が激しく震えます（チャタリング）．これは非常に重要な観察ポイントです．

ヘモフィルター評価

2 階建て住宅における各階の高さ評価と同じです．ヘモフィルターをはさむ②−③圧 が，ヘモフィルター部分が持つ圧となります．②−③圧＝ヘモフィルター部分における圧力損失＝ΔP と呼びます．他部位でも圧力損失はあり，それぞれにΔP があるのですが，CRRT においてΔP と言えば，ヘモフィルターにおける圧力損失（②−③圧）を指します．②−③圧が上昇する時，中空糸内腔閉塞 図6 を疑います．

ヘモフィルター上部・下部のヘッダー付近，A チャンバー（A 圧測定部位）などにペンライトを当て血栓がないか，エアがないかなど観察します．

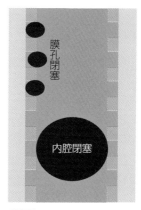

膜孔閉塞

内腔閉塞

図6　中空糸の閉塞
内腔閉塞と膜孔閉塞がある．

下流回路は CRRT において閉塞しやすい部分です．2 階建て住宅理論で言えば，1 階部分でありそのまま評価できます．③圧＝下流回路部分が持つ圧です．③圧が上昇する時，下流回路閉塞を疑います．

V チャンバー（V 圧測定部位）などにペンライトを当て観察します．

中空糸膜孔閉塞評価

中空糸内圧を②と③の平均圧と仮定します．中空糸外圧は④であるので，平均圧－④≒膜の内側と外側の圧力差であり，TMP（transmembrane pressure：膜間圧力差）と呼びます．膜孔閉塞 図6 の指標であり，TMP 上昇は膜孔が劣化したサインととらえます．

以上，相当シンプルに解説しています．実際には，もう少し複雑です．興味がある読者は文献 1 を参照してください．

ECMO 回路 図4

脱血側は全身から汚い血，すなわち静脈血が帰ってくるので，青色表示です．ポンプのパワーで人工肺を通しきれいにします．よって，送血側は動脈血の赤色表示です．こちらはイメージ通りですね．

遠心ポンプにより脱血し，遠心ポンプのパワーで人工肺を通過させます．人工肺にて酸素を付加し二酸化炭素を取り除き，さらに遠心ポンプのパワーで VA ECMO であれば動脈へ，VV ECMO であれば静脈系（上大静脈，右房など）へ血液を送血します．

血液ポンプ前で脱血圧①，人工肺の上流で肺前圧②，人工肺の下流で肺後圧③を測定します．

人工肺表面に酸素と空気の混合ガス（送気ガス）を吹きつけることにより，酸素を血液側に移動させ，あるいは送気ガスの勢いで二酸化炭素を吹き飛ばします．混合ガスがスムーズに流れているかを確認するために，送気ガス圧④を測定します．

シンプル ECMO 圧解釈・その他の回路観察ポイント

CRRT と同様に**ポンプの前後で圧が激変**します．

ポンプの上流が陰圧であることの意味は CRRT よりはるかに大きいで

す．ECMO の血液流量は CRRT の 30 倍程度あり，respiratory ECMO であれば CRRT よりはるかに運転期間が長くなる可能性があります．遠心ポンプ・人工肺の長寿命のために，あるいは合併症を防ぐために，陰圧発生が減る努力（太い脱血管の選択，先端位置の調整，状況に応じて血管内容量増量）をしなければなりません．X 線による送脱血管先端の位置異常の有無の確認，あるいは心臓エコーによる管の確認や心機能検査，心タンポナーデの有無などの観察が重要です．異常徴候があれば，こういった対応を夜中でも面倒がらずにしなければならないのが ECMO なのです．

ポンプの下流は体内に戻るまですべて陽圧です．

脱血圧測定　図4①

脱血圧が陰圧側に大きく傾く時はやはり，脱血不良でしょう．

流量を確保するために遠心ポンプの高回転運動が必要な時も，やはり脱血不良です．

また，脱血を容易とするために，ECMO 機器本体を通常患者ベッドより低くします．これにより +10mmHg 程度の陽圧となることがあります．

脱血不良時，脱血管側が激しく震えます（チャタリング）．流量が時々落ち不安定です．これらは非常に重要な観察ポイントです．

人工肺評価　図4②③

2 階建て住宅理論を使用します．

ヘモフィルターをはさむ②－③圧が，人工肺が持つ圧となります．②－③圧＝人工肺部分における圧力損失＝ΔP と呼びます．他部位でも圧力損失はあり，それぞれにΔP があるのですが，ECMO においてΔP と言えば，人工肺における圧力損失（②－③圧）を指します 図7．②－③圧が上昇する時，人工肺中空糸外腔閉塞 図8a を疑います．

人工肺の構造は意外に理解されていません．

CRRT ヘモフィルターの断面において，血液が流れる中空糸（径 0.2mm）内は窮屈でした 図5．中空糸外を透析液が通ります．中空糸外は，印象としては狭そうですが，つながった 1 つの空間です．実際，大した圧をかけなくても中空糸外を透析液は楽勝で流れます．

厚さ 2cm 弱程度の円筒状構造の円周部分に多数の中空糸（径 0.1mm）を並べるのが ECMO 人工肺のポピュラーな形状です（ホローファイバー型）図9a．断面をイメージしてみましょう 図9b．

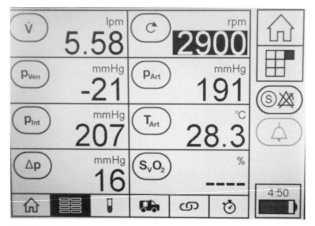

図7 CARDIOHELP CONSOLE ディスプレイ
Repiratory ECMO のトップランナー独 MAQUET 社製 CARDIOHELP
CONSOLE.
圧情報の中にΔP もある.
P$_{Ven}$: 脱血圧, P$_{int}$: 肺前圧, P$_{Art}$: 肺後圧, ⊿P＝肺前圧ー肺後圧.

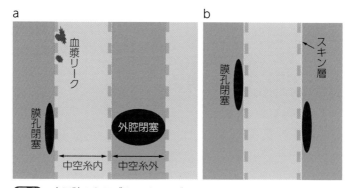

図8 人工肺のトラブルのイメージ
b) 近年, スキン層を持つ非対称膜 (➡ p.28) が普及したことにより, 血漿リークトラブルは激減した.

　血液が流れるのは中空糸外腔です. 中空糸外のゆるーいスペースだからこそ, 3~5L/分もの血液が流れることができます. 中空糸内であれば無理です.

　混合ガス (酸素＋空気) が通るのは中空糸内腔です. ガスであればわずか径 0.1mm の中空糸内をスムーズに流れることができるのがイメージで

JCOPY 498-16622

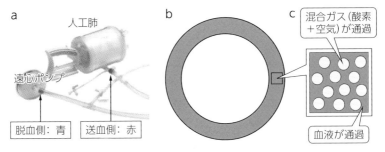

図9　人工肺のイメージ

a）ECMO 人工肺と遠心ポンプ．キャピオックスカスタムパック EBS 心肺キット LX タイプ熱交換器つき（テルモ）．同社の許可を得てテルモウェブサイトより転載.
b）人工肺の断面.
c）断面を拡大したイメージ．血液が流れる中空糸外はつながっており１つのスペースであることがわかる.

きますよね．一方，血漿リーク（➡ p.28）が起こった時，リーク成分はいわば糊であるので，回復不能であり人工肺交換が必要となります．また，中空糸内が結露した時（ウエットラング➡ p.28），ガス交換が急激に悪化することも理解できます．ガスフラッシュで急激に回復することも，そうでしょうね，という感じです.

　ECMO（M： membrane），体外式膜型人工肺のネーミングは，中空糸を構成する半透膜によりガス交換することを表します．かつて血液に酸素を直接吹き込む気泡型が主流でしたが，エア塞栓が避けられず膜型が主流となりました.

　CRRT 中空糸トラブルとして，内腔閉塞と膜孔閉塞の両方がポピュラーです 図6.

　人工肺トラブルとしてもその双方をイメージしがちです．膜孔閉塞は起こりやすく，血漿リークもかつて多かったです．一方，中空糸外はゆるーいスペースです．遠心ポンプは，ゆるーい中空糸外スペースにすごい勢いで送血します．外腔閉塞（内腔ではありません）はあり得るものの，ゆるーいスペースの中空糸外スペースを，血液が流れることができないほど血栓で閉塞する事態は近年それほどありません．⊿P 20 ⟹ 25 ⟹ 30 mmHg といったわずかな変化が外腔閉塞を示唆します.

　よって，人工肺の劣化に伴い⊿P（②−③圧）が大きく上昇するのは，余程のことであり，むしろ人工肺の酸素供給能力の低下（ブレンダーの酸

素濃度が上昇）が，"人工肺劣化の初発症状"となります．

もちろん，血液流量が少ない時は怖いです．安易に遠心ポンプ流量を下げすぎると，中空糸外腔に血栓を形成する可能性があります．製品により最低流量は異なりますが，2L/分程度以上は通常必要です．

人工肺表面のプラスチック越しにみえる部分は，中空糸外腔です．ペンライトを当てて，血栓やフィブリン塊がないか確認します．

下流回路（人工肺後圧）評価

VV ECMO に対して，2階建て住宅理論が当てはまり，1階部分です．VA ECMO においては注意が必要です．

本来，③圧＝下流回路が持つ圧＋送血先の血管内の圧です．

・VV ECMO：圧が低い静脈に送血します．静脈の圧は低いので無視すると，③圧＝下流回路が持つ圧となります．

・VA ECMO：圧が高い動脈に送血します．土台の上に建物ができたイメージです．**図2f**

　③圧＝下流回路が持つ圧＋動脈圧となります．

　下流回路が持つ圧＝③圧－動脈圧 で評価しなければなりません．

下流回路圧が上昇する時，下流回路の折れや・送血管の太さ（細すぎる）・送血管先端の位置異常（血管壁への接触など）などを考えなければなりません．

ガスが人工肺をスムーズに通過するかの評価

・送気ガス圧上昇：人工肺の劣化（血漿リークやウエットラング）を考えます．

・送気ガス圧低下：ガスラインの屈曲や外れ・送気停止を考えます．

流量計とあわせた最終判定 図10 表2

CRRT になくて，ECMO にある超重要モニターが流量計です．今までの脱血圧，人工肺，下流回路の評価と合わせて，最終診断をします **図10**．

・流量が低い時

言わば ECMO の心不全です．ただし，基本的に心機能＝遠心ポンプには問題がないことを前提として以降議論します．心機能に問題がないのであれば，前負荷，後負荷で流量は規定されるはずです．

44

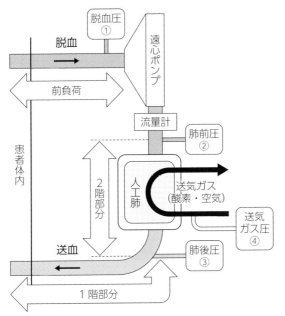

図10 遠心ポンプの前負荷・後負荷（1階部分・2階部分）

表2 肺前圧・肺後圧の評価

肺前圧	肺後圧	上流回路成分ΔP （肺前圧－肺後圧）	下流回路成分 （肺後圧）	判定
正常	正常	→	→	トラブルなし
上昇	正常	↑	→	上流回路の閉塞 ＝人工肺の外腔閉塞
上昇	上昇	→	↑	下流回路の閉塞 ＝送血管のトラブル
上昇	上昇	↑	↑	上下流回路の閉塞

遠心ポンプ以後の陽圧ゾーンにおける上流回路と下流回路
VA ECMO においては下流回路成分＝肺後圧－動脈圧

前負荷 脱血圧をチェック.
・脱血圧が著しく陰圧⇒脱血不良あり. 脱血管先端～遠心ポンプのどこ
かに問題あり. 血管内容量不足, 脱血管の径が細すぎる, 脱血管のどこ
かの折れ・血栓による閉塞などを検索します.

後負荷 脱血圧が正常であれば，言わば，遠心ポンプの前負荷は正常であることになります．次に後負荷を検討します．2 階建て理論でいくと，後負荷の 1 階部分は肺後圧です．建物の高さは肺前圧です．以下，VV ECMO について考えます．VA ECMO において，下流回路が持つ圧＝③圧－動脈圧 を後負荷（1 階部分）とします．

　まず，1 階部分（肺後圧）の評価をしましょう．素直に肺後圧を評価します．

・肺後圧↑であれば，1 階部分すなわち送血管に関するトラブルです．

・肺後圧→であれば，1 階部分すなわち送血管のトラブルはありません．

　次に建物の高さ（1 階＋2 階，肺前圧）の評価をします．

　肺前圧↑であれば，2 階部分に当たるΔP（肺前圧－肺後圧）を計算します．

・ΔP↑であれば，人工肺の外腔閉塞がある可能性があります．膜孔閉塞（酸素化能力低下）の有無は別問題です **図8a**．

・ΔP→であれば，人工肺の外腔閉塞はありません．膜孔閉塞（酸素化能力低下）の有無は別問題です．

ECMO の正常回路圧

　「CRRT 回路圧の正常値を教えてください」という質問をよく受けます．成書においてみかけることが少なく，あっても頓珍漢な数字が書いてある時があります．

　正常値など書きようがない面があります．各病院において採用するヘモフィルター・回路・カテーテルも違えば，血液流量など各種流量設定値も違えば，患者の体格や状態，カテーテルのアクセス部位なども異なります．これだけパラメーターが違えば，ユニバーサルな正常値など決めようがありません．あえて言うなら，それぞれの施設内では，ある程度器材や各種流量設定値を統一できるのであれば，ローカルな正常値を決め，それに合わせてアラーム設定などを行うことができます．

　ECMO においても同様です．ただし，パニック値（ただちに対処しなければならない異常値）は押さえておきましょう．

・脱血圧のパニック値：－100mmHg 以下．脱血良好であれば－50mmHg より高いはずです．

JCOPY 498-16622

・肺後圧のパニック値: VV ECMO 300mmHg 以上，VA ECMO 400mmHg 以上．VA ECMO においては土台 **図2f** があるため，VA ECMO ＞ VV ECMO となります．

絶対値よりトレンドが大切です．運転開始時，良好に運転できている時の各種圧と流量をスマホで撮影しましょう．変化をみて圧解釈することにより，トラブル部位がわかります．解釈力が自然に身につきます．

ECMO の回路内圧測定がようやく一般的となったが課題は残る

実は，日本において 2010 年台半ばまで VA ECMO，VV ECMO を問わず回路内圧測定は一般的ではありませんでした．日本においては ECMO と言えば，あくまで cardiac ECMO であったことが関係します．数日間で運転が終わることが多く，回路内圧なしでも管理可能であると筆者も含めて感じていたように思います．

率直に言って，国内で最も使用されるキャピオックス（テルモ）の回路内圧測定への対応が遅れたことが関係しました．こだわりの施設では，回路のサンプリングチューブを利用して圧測定といった対応をしていました **図11a** ．しかし，チューブの根本部分に血栓形成するリスクがあります．特に VA ECMO において，血栓が体内に流入すると体循環に流れ脳梗塞などを合併する可能性があります．ECMO は大量の抗凝固薬を併用するため，さらに出血性脳梗塞につながりかねません．よって，回路内圧測定はしたいものの，サンプリングチューブを使用してまでの圧測定はしないという施設が多かったです．

海外の，特に respiartoy ECMO 製品 **図7** は，回路内圧測定に積極的に取り組みました．圧センサーを回路にプレセットし，回路内部のセンサー部分をできる限りフラットにするよう工夫されました **図11b** ．血栓リスクが減少します．

近年，日本の ECMO トップ 2 メーカーにおいても回路内圧の測定ができるようになりました **図12** ．

テルモ 他社製人工心肺用圧力計カルディアプレス® ユニバーサル (JMS) を使用することにより，2 系統圧（脱血圧と肺前圧）を測定．

泉工医科工業 2 系統圧（脱血圧と肺前圧）を測定．3 系統圧（脱血圧と肺前圧・肺後圧）回路もリリースされます（拡張機能ユニットも必要）．

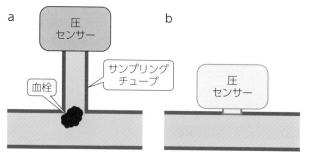

図11 ECMO 回路内圧の測定

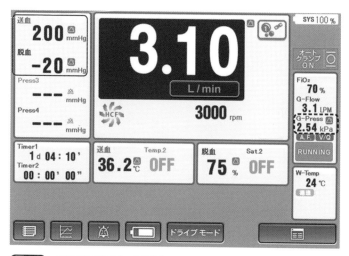

図12 ECMO コンソール画面
肺前圧（送血）と脱血圧（脱血）が表示される（赤枠）.
送気ガス圧（G-press）も表示される（赤点線枠）.
mera 遠心ポンプ血液システム, 泉工医科工業.

4系統圧も測定可能ですが, 病院毎のカスタム回路を発注しなければなりません.

両社とも基本的に2系統圧（脱血圧と肺前圧）です.

肺前圧は, ECMO陽圧回路の1階部分と2階部分の両方を含みます. 人工肺が持つ圧（中空糸外腔圧, 2階部分）より送血管が持つ圧（1階部分）のほうが圧倒的に大きいです. よって肺前圧↑⟹まずは送血不良についてチェックとなりそうです.

JCOPY 498-16622

　筆者自身，ECMO 回路内圧測定など無縁の期間が長く，数年前，ようやく圧測定環境に身をおけるようになりました．回路内圧測定レス時代には，「CRRT と同様に回路内圧測定したいよね」と CE にささやきながら，それなりに ECMO に向き合えていたつもりでした．回路内圧を目視できるようになった今，思い上がりであったと感じます．圧をみる，そして解釈することにより，回路の状況やトラブルの予想を自身が把握し，コメディカルと共有することができます．

　筆者は，スピードメーターがついた大衆車を運転します．スピードメーターを持たないフェラーリを運転するでしょうか？ ECMO よりはるかに低スペックである CRRT ですら圧測定をしてきました．VV ECMO，VA ECMO を問わず ECMO 管理において，圧解釈は必須であるととらえましょう．

【参考文献】
1）小尾口邦彦. ER・ICU 診療を深める 2 リアル血液浄化 Ver.2. 中外医学社；2020.

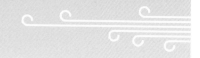

手術室で用いる人工心肺と VA ECMO（PCPS）の血行動態の違いを考える

　　VA ECMO（PCPS）の特殊性を解説します．その前に，手術室で用いる人工心肺の仕組みについて紹介しましょう．

　　体外循環において常にビッグテーマとなるのは**どこから脱血しどこへ送血するか**です．

手術室で用いる人工心肺 図1

　　胸骨を縦切開し縦隔を直視下とし，心臓やその周囲をあらわにして行います（本書においては小切開手術を扱いません）．

　　脱血管　右房に脱血管を挿入します．上大静脈・下大静脈それぞれに2

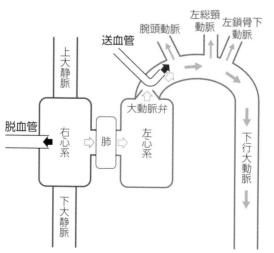

図1　手術室で用いる人工心肺の血行動態（心拍動を保つ場合）

JCOPY 498-16622

本脱血管を入れる時もあります.

送血管　大動脈弁直後，上行大動脈に送血管を挿入します.

　送血管から駆出された血液の流れは，通常の体循環（動脈系循環）と同じです．下行大動脈の血液も当然，下流方向へ流れます.

　患者の心臓は止まっていないので患者の心臓からも体へ送血されます.

すなわち

体循環量＝自身の心臓の拍出量＋人工心肺ポンプ流量　です.

　自身の心臓の拍出量 vs 人工心肺ポンプ流量　の調整は，脱血流量によって規定されます．コレ，重要です.

　すなわち，脱血流量が多くなると（右心房からの脱血が多くなると），肺循環（右心系→左心系の血流）が減少し心臓は空打ち状態になります.

　実際，人工心肺の運転開始時，人工心肺運転担当の CE が執刀医とコミュニケーションをとりながら脱血量をどんどん増やしていきます．また，送血量もそれにあわせて増やしていきます.

　脱血量が増えるにつれて肺循環血液量が減っていくのが，$ETCO_2$（end tidal CO_2: 呼気終末二酸化炭素分圧，カプノグラムとも言う）の波形に反映され，みるみる小さくなるのがわかります **図2**.

　$ETCO_2$ モニターと言えば「呼吸のモニター」です．一方，「$ETCO_2$ 波形がある」＝「肺胞に二酸化炭素が出てきている」＝「肺動脈に二酸化炭素を含む血液が流れている」＝「肺循環がある」です．人工心肺運転中の肺循環モニターとして $ETCO_2$ モニターをとらえることは非常に重要です.

　ただし，自身の心拍出量が減り空打ち状態になったからと言って心停止しません．冠動脈に少量でも血流がある限り心臓は拍動し続けます．人工心肺を用いた CABG（冠動脈バイパス手術）であれば，患者の心臓の拍動を保つこの人工心肺運転が主流です（on pump beating CABG).

　心臓弁手術といった開心術においては，心臓を止めなければなりませ

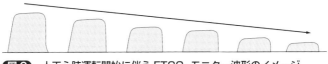

図2　人工心肺運転開始に伴う $ETCO_2$ モニター波形のイメージ

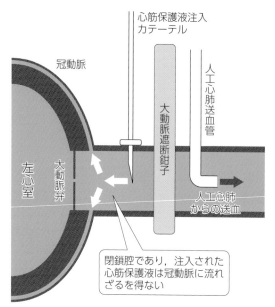

冠動脈

心筋保護液注入
カテーテル

人工心肺送血管

大動脈遮断鉗子

左心室

大動脈弁

人工心肺
からの送血

閉鎖腔であり，注入された
心筋保護液は冠動脈に流れ
ざるを得ない

図3 心筋保護液注入図
ここまでしなければ心臓は止まらない

ん．また，開心術野のエアが大動脈に流れることも阻止しなければなりません．送血管挿入部より心臓側に大動脈遮断鉗子をかけ，さらに冠動脈に心筋保護液（高濃度カリウムを含む）を注入し心臓を停止させます **図3**．逆に言えば，冠動脈に血流がある限り，心臓は拍動しようとします．コレも重要です．

　手術室で用いる人工心肺は強力ですが，数時間で終了する心臓血管外科手術を前提に開発されたものです．もっと長い時間，重症心不全を支える人工心肺が求められました．いわばERや血管造影室でスタートし，ICUで管理できる人工心肺が求められました．
　手術室で用いる人工心肺の欠点を考えてみましょう
・開胸が必要であり，外科医でないと不可能な医療行為
・胸骨縦切開が必要であり侵襲度が非常に高い．胸骨感染症や縦隔感染症リスクも伴う
・短期運転を前提に設計されている

JCOPY 498-16622

　自動車レース F1 用の車は 2 時間走りきることを前提につくられています．逆に言えば 2 時間 10 分で故障してもよい設計です．手術室で用いる人工心肺も同様です．人工肺もポンプも長時間運転を想定されていません．

　手術室で用いられる人工心肺は，ECMO にないリザーバー（貯血槽）を持ちます．これにより「脱血量＝送血量」「脱血量＞送血量」「脱血量＜送血量」と自由自在に変えられるので，ダイナミックに循環動態を支えることができます．しかし，いわば開放システムであり，エアを送る可能性や血液汚染の可能性が高くなります．

　「人工心肺運転中，肺循環血液量モニターは $ETCO_2$ モニター」と解説しましたが，心肺蘇生においては，胸骨圧迫の有効性や自己心拍再開のモニターとなります．左心系⇒体循環⇒右心系⇒肺循環⇒左心系　と全身の血管はループであるので，「肺循環血液流量がある」＝「体循環血液流量がある」からです．
　ただし，人工心肺運転時や心停止やその回復過程を除くと，$ETCO_2$ モニターは，肺循環血液流量モニターや体循環血液流量モニターとはなり得ません．「普通の呼吸がつくる要素」＞＞「血流量の反映」だからです．

VA ECMO（PCPS）図4

　先の手術室で用いる人工心肺の欠点を解消したのが VA ECMO（PCPS）です．
　鼠径部体表近くにある大腿動脈，大腿静脈からアプローチすることに強みがあります．そして，注意点があります．

脱血カテーテル

　鼠径部の大腿静脈から挿入します．通常，**右大腿静脈を選択**します．左大腿静脈が下大静脈へ合流する時の角度が急であることや生理的狭窄があるからです．

　静脈壁はペラペラであるため陰圧がかかると簡単に虚脱（collapse）します．脱血不良⇒即 ECMO ストップにつながりかねません．CRRT（continuous renal replacement therapy：持続的腎代替療法，CHDF に代表される）においても同様の問題があります．筆者の口癖は「脱血不良のカテーテルであれば CRRT 運転は難しい!!」です．しかし，CRRT が急停止したからと言って患者が急死することはありません．VA

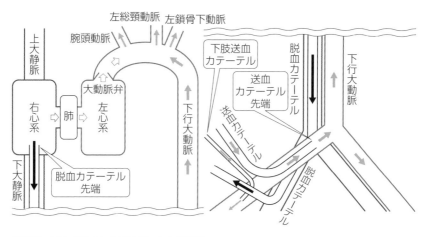

図中の文字（縦書き・図表ラベル）:

左総頸動脈　左鎖骨下動脈
腕頭動脈
上大静脈
大動脈弁
右心系 ⇨ 肺 ⇨ 左心系
下行大動脈
下大静脈
脱血カテーテル先端
下肢送血カテーテル
送血カテーテル先端
脱血カテーテル
下行大動脈
送血カテーテル
脱血カテーテル

図4 VA ECMO（PCPS）の血行動態

ECMO は急停止⇒即死亡の可能性があります．VA ECMO の血液流量
は CRRT よりはるかに多いです．脱血不良に悩まされないために，血流
が多い部位に脱血カテーテル先端をおくことが重要です．

　脱血カテーテル先端を右房近くの下大静脈～右房近傍に位置すると多く
のテキストに記載されます．静脈は容易にぺちゃんこになります．日本に
おける ECMO 先進施設の多くは先端を右房内におくようです．筆者も同
じポリシーです．

送血カテーテル

　鼠径部の大腿動脈から挿入します．

　VA ECMO（PCPS）の仕組みの最大の驚きは，送血カテーテルは血管
内にわずか 15cm 程度入るのみであり，先端が下半身付近にあることで
す．

　よって送血カテーテルから放出された血液が脳に届く場合（もったい
ぶった表現の理由は次 chapter で解説します），血液は鼠径部から下行大
動脈を上に流れ（逆行性），大動脈弓部を心臓方向に流れ（逆行性），腕頭
動脈・左総頸動脈（順行性）に流れます **図4**．

　短くまとめると，**VA ECMO（PCPS）は右房付近から脱血し，大腿
動脈から送血**します．

JCOPY 498-16622

大胆な，すごい発想だと思いませんか？

下肢送血カテーテル 図4

> **かつてしばしばあったトラブル例**（筆者の経験やニュースをあわせた架空症例）
> 20 代，小柄な女性．風邪症状の後，呼吸困難を訴え救急外来を受診．研修医が診察をした．胸部 CT にて両側背側肺の浸潤影があり肺炎と診断され入院が決定した．
> 報告を受けた上級医「いきなり両側の肺炎なんてそんなにあるもんやないでー．心臓エコー検査してみよう．……心筋，動いてないやないか．心電図とったんか？若い患者だからとっていない？……低電位やないか．これは急性心筋炎や.」

急性心筋炎は ER 地雷疾患の 1 つです．「心筋炎 裁判」で Google 検索してみてください．恐ろしい数がヒットします．予後が悪い急性心筋炎症例は少なくないのですが，「PCPS を導入していたら助かった可能性があった」が必ず争点になります．筆者は**「PCPS でホームランが出るのは肺塞栓と心筋炎やでー．導入の決断が遅れたらあかんでー」**と指導します．実際，cardiac ECMO（＞16 歳を対象）の原因別生存率は，先天性異常 37％・ショック 42％・心筋症 51％・全体の生存率 42％に対して心筋炎は 65％でした（ELSO レジストリー国際レポート 2016[1]）．

急性心筋炎の頻度は決して多くありませんが，大きい病院であれば年に 1 症例ぐらいあるのではないでしょうか．剖検 10 万人あたり 115 人 の頻度[2] とされます．数は多くないが，時々必ず遭遇する怖い疾患です．風邪症状や下痢症状が初期症状であることが多く，「風邪ですね．様子をみましょう」となりがちです．「両側肺の浸潤影」をみても，小児や若年患者においては「心不全かも？ 念のため心エコーをしよう」という発想に至りづらいです．典型的な心不全画像ではなくても，両側の肺炎？⇒ 心不全を除外！ と発想する癖をつけましょう．

> **トラブル例の続き**
> 患者は ICU へ収容された直後，不整脈をきっかけに心停止した．心肺蘇生をしながら VA ECMO（PCPS）を導入した．ECMO 導入後，まもなくエコーにて心臓はほとんど動かなくなった．幸い数日後に心機能が回復し ECMO から離脱できたが，ECMO 運転中より右下肢虚血が進行し，右下肢切断をせざるを得なかった．

容量血管である静脈の壁は伸びることから多少太いカテーテルを入れてもトラブルとなることはあまりないです．側副血行路もあります．動脈の壁は伸縮性に乏しいです．小児や体格の小さな成人（若年女子）の細い大腿動脈に送血カテーテルを入れると，末梢側が虚血に陥るトラブルがかつてしばしばありました．ECMO を導入した心筋炎患者の死亡原因の 1 つとして下肢虚血があげられました．トラブル例のように，心筋炎からサバイバルしても，下肢切断という悲劇が時にありました．ICU 看護師の観察ポイントの 1 つに送血カテーテル挿入側の虚血のチェック（例: 足背動脈・後脛骨動脈を定期的にドップラー検査）があります．手指による触知はダメです．評価者が自身の拍動を感じることがあるからです．VA ECMO（PCPS）患者と IABP（大動脈内バルーンパンピング）挿入患者において行われます．IABP においてはシースレスの普及により下肢虚血トラブルは激減しました．

　時に，「ウチは下肢虚血に配慮して細い送血カテーテル径を選択する」対応をする施設があると耳にします．ECMO の安定運転において，脱送血カテーテル径の太さは重要であり本末転倒です．適切な送血カテーテル径を選択し，下肢虚血は必須であることを前提として，VA ECMO 導入時に下肢送血カテーテルをルーチンで挿入する施設が近年多いです．大腿動脈が細い患者においてはマストです．IABP 径 7〜8Fr に対して ECMO 送血カテーテル径は 16Fr 以上と，2 倍以上あります．ECMO 送血カテーテルの大腿動脈挿入部より末梢の浅大腿動脈を穿刺し，足先方向へ挿入します．径 4Fr 程度のシースで十分です．ECMO の送血側回路のサンプリングチューブから血流を「横取り」して下肢送血カテーテルへ流します．最低限の血液流量，200〜300mL/分程度の血流があれば下肢は壊死しないとされます．

【参考文献】

1) Thiagarajan RR, Barbaro RP, Rycus PT, et al. Extracorporeal Life Support Organization Registry International Report 2016. ASAIO J. 2017; 63: 60-7.
2) Okada R, Kawai S, Kasuya H. Nonspecific myocarditis. A statistical and clinicopathological study of autopsy cases. Jpn Circ J. 1989; 53: 40-8.

JCOPY 498-16622

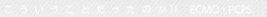
VA ECMO（PCPS）の
血行動態の問題点を知る

　前 chapter において VA ECMO（PCPS）の送血がユニークであることを紹介しました．鼠径付近の大腿動脈にカテーテルを挿入し，下大動脈を**逆行性**（retrograde）に送血します．

　VA ECMO（PCPS）は重症心不全に対して導入します．自己の心拍出量が平時に比して少ないとは言えゼロではありません．よって，自己心臓から拍出された血液（順行性）と，VA ECMO（PCPS）から送られた逆行性血液が大動脈のどこかで衝突します．衝突する部位を mixing zone または mixing point と呼びます **図1**．衝突する部分で血液が混じり合い，あるいは心拍動や人工呼吸の影響で常に 5cm 程度前後するとされるので zone（地帯，地域）と呼んだほうが正確かもしれません．

　自己心臓の血流と VA ECMO（PCPS）の血流が大動脈のどこかでぶつかることの問題点を整理しましょう．

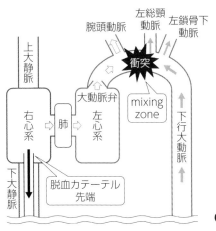

図1 Mixing zone

まず，前提条件からです．

・VA ECMO（PCPS）を導入するということは

導入時点において心機能は非常に悪いです．また，VA ECMO（PCPS）導入によって血行動態が安定したのであれば，心臓を休ませたいので，投与カテコールアミンの減量あるいはオフを目指します．ただし，ここら辺は程度の問題です．時として，「カテコールアミンを意地になって大幅に減量し」ガタガタになっているシーンをみかけます．

・VA ECMO（PCPS）を導入するということは

重篤な肺水腫を合併しているケースが大半です．VA ECMO（PCPS）導入前の人工呼吸器の設定酸素濃度は 70～100% と高いケースが多いです．VA ECMO（PCPS）導入により血液の酸素化や二酸化炭素除去が安定するのであれば，肺を休めたいです．高濃度酸素は肺傷害や吸収性無気肺をきたすため，可能なら酸素濃度を 40～50% 程度に下げたいです．1 回換気量制限（6～8mL/理想体重）を遵守し肺保護換気を行います．

また，心機能の回復に比して肺機能の回復が遅れることは少なくありません．初期ショック治療において，水分バランスが大きくプラスに傾くことも関係します．

> VA ECMO（PCPS）導入時，低灌流・低酸素から最も守りたい臓器は？

当然，脳と心臓です．

●脳への血流

「心臓～脳」 << 「鼠径部（ECMO 送血部）～脳」の距離であることから，同じ送血パワーであるなら，上半身への送血は心臓が圧倒的に有利です．下半身への送血は ECMO が有利です 図2 ．

●心臓（冠動脈）への血流

冠動脈起始部は大動脈弁の近傍にあります．ECMO から非常に遠く，心臓のすぐそばであることから低心機能状態であっても，ECMO からの送血はさすがに冠動脈に届かず，自己心臓から拍出された血流が流れるとされます[1,2]．

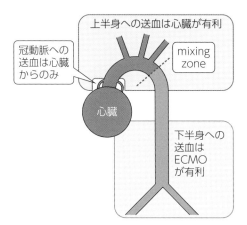

冠動脈への
送血は心臓
からのみ

上半身への送血は心臓が有利

mixing
zone

心臓

下半身への
送血は
ECMO
が有利

図2 ECMO 送血部位から上行大動脈，大動
脈弓部まで距離がある

　また，**大動脈弁が開閉しているか？ 左心室が過伸展していないか？ 毎**
日心臓エコー検査をして確認しなければなりません．コレ，超重要です．
ただし，大動脈弁の開閉の有無だけであれば，動脈圧波形をみればわかり
ます．**自己心拍波形の存在は大動脈弁の開放**を示します．$ETCO_2$ 波形の
存在も同様です．やはり超重要です．

　なんとか ECMO に「逃げ込んだ」あと，心臓がほぼ動かなくなるケー
スはしばしばあります．筆者は心筋炎において数例経験しました．また，
VA ECMO は心臓にとって後負荷であり，本質的に邪魔者です．大動脈
弁の開閉も「邪魔」されます．

　心臓を休ませることは大切ですが，大動脈弁が開閉する程度には心臓に
動いてもらわなければなりません[3]．

理由1　冠動脈への血流は自己心臓からしか流れません．よって，大
動脈弁が開閉しない⇒冠動脈を血液が流れない を意味します．

理由2　大動脈弁が開閉しないと，左室内の血液は同じ場所にとどま
り，まったく動きません．左室の過伸展（LV distention），肺うっ血の
悪化や遷延につながります．血液がヘパリン化されていても左室内や上行
大動脈基部の血液が血栓化する可能性があります．次に心臓が動き出した
時，血栓が一気に体循環に流れ脳梗塞など重篤な合併症につながる可能性
があります．

理由3 大動脈弁が開放しないと，肺水腫が増強されます．筆者の格言「**カテコールアミン減量 or オフより肺水腫のほうが危険!!**」がありま す．

対応1 ドブタミンを少量から開始し，大動脈弁が開閉するまで増量 する．

対応2 IABP を併用する．

　VA ECMO（PCPS）に IABP を併用する意義は，

- ・VA ECMO（PCPS）は心臓にとって後負荷だが，IABP によりその 負荷を軽減（unloading）する
- ・大動脈弁の開放
- ・冠動脈血流量確保

と言われます（➡ p.67）．

対応3 左室内にカテーテルを入れ減圧する

　左室 unloading と呼ばれます．

対応4 IMPELLA（➡ p.64）を使用する．

　これは先進施設でないと対応が難しいです．

Mixing zone の 3 タイプ

　肺水腫を合併していることを前提に話を進めます．

　Mixing zone は自己心機能 vs VA ECMO（PCPS）送血パワーによっ て位置が決まるので場所は日々移動します **図3**．

● 上行大動脈 **図3a**

　心機能が非常に悪い時に mixing zone は上行大動脈にあります．VA ECMO（PCPS）を 3～4L/分以上の高流量で運転しなければ，血圧を保 てません．**フルサポート**と呼びます．

　Mixing zone は腕頭動脈 **図1** より心臓側にあるため，脳へ届く動脈 血液は VA ECMO（PCPS）によるものであり，脳の酸素化はバッチリ であるはずです．

　問題は，冠動脈です．フルサポートであっても冠動脈には自己心臓が拍 出した血液が流れます．残念ながら，mixing zone が上行大動脈にある 時，冠動脈を流れる血液の酸素濃度を測ることはできません．肺を休める ことは大切ですが，特に心機能低下の原因が虚血性心疾患である時，人工

JCOPY 498-16622

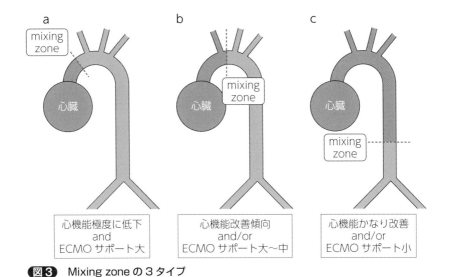

a
mixing zone

心臓

心機能極度に低下
and
ECMO サポート大

b
mixing zone

心臓

心機能改善傾向
and/or
ECMO サポート大〜中

c

心臓

mixing zone

心機能かなり改善
and/or
ECMO サポート小

図3 Mixing zone の3タイプ

　呼吸器の設定酸素濃度を極度に下げすぎないほうがよいかもしれません．

● 大動脈弓部　図3b

　心機能が回復し始めると mixing zone は大動脈弓部に移動します．
Mixing zone は前後に常に動くことから，「手指に装着した酸素飽和度モ
ニターの数値がコロコロ上下する」ことで気が付くことがあるとも言われ
ます．仮に，正常な心機能のヒトに VA ECMO（PCPS）を無理やり使
用すると mixing zone はへそ付近にあると言われます．よって，大動脈
弓部付近に mixing zone がある時，まだまだ心機能は低く VA ECMO
（PCPS）のフルサポートが必要です．血圧が目標値を達成しているので
あれば，カテコールアミンを優先的に減らします．

　Mixing zone が大動脈弓部にある＝脳への血流の一部は自己心拍血が
担う を意味します．「肺を休めるために人工呼吸器酸素設定濃度を低めに
設定」していると，脳が虚血に陥る可能性があります．脳を含む上半身と
下半身の酸素化が異なることを，**differential hypoxia** と呼びます．
Mixing zone が移動し始めたら（≒心機能が回復し始めたら），脳が虚血
にさらされていないかをモニタリングすることが重要となります．

　「それなら，mixing zone が大動脈弓部に移動したら，ECMO 流量を

上げて上行大動脈ゾーンに戻せばよいのではないでしょうか？」という大胆な質問を受けたことがあります．心機能が明らかに回復傾向にあるならダメです．心臓の立場から考えると「VA ECMO（PCPS）は邪魔者」です．せっかく回復傾向にある心臓をいじめることになります．

● 下行大動脈　図3c

いよいよ心機能が回復してきたようです．

脳への血流は完全に自己心拍血が担います．先の大動脈弓部 図3b の状況以上に，「脳が虚血にさらされていないか？」を考えなければなりません．

Mixing zone がこの部位に移動すれば ECMO 流量を下げることが可能です．**部分サポート**と呼びます．

Mixing zone はどこにある？ 脳に酸素は送られているのか？

「患者の心機能は相当悪いし，たぶん mixing zone は上行大動脈にあるなー」ではダメです．

しっかり評価しなければなりません．以下，「自己肺の酸素の取り込み能力は下がっているが，ECMO を運転しているので，人工呼吸器の酸素濃度を高く設定していない」を前提条件とします．

Mixing zone 位置推測の3つの役割

・心機能が非常に悪い時，mixing zone は上行大動脈にあることが必須

　ファイナルウェポン ECMO 導入直後であれば，ECMO フルサポートは当然のことです．また，「冠動脈には自己心臓が拍出した血液が流れる」と解説しましたが，「**フルサポートをすごく頑張れば，ECMO からの血液が冠動脈に流れる**」という考えがあります．

・心機能回復の反映：Mixing zone の末梢側への移動に応じて心機能が回復傾向であると推定できる

・自己心臓から拍出された血液が脳に供給されていると推測される時，人工呼吸器の酸素濃度の変更が必要かもしれない

評価方法①　患者の右手指に SpO$_2$ モニターを装着

JCOPY 498-16622

　ECMO の酸素化能は極めて高く，また ECMO 通過後の血液の PaO_2 を 300mmHg 程度に設定するので（→ p.26），ECMO から送血された血液の SpO_2 は 100％です．

　Mixing zone が上行大動脈にあるならば，脳と両上肢への血流は ECMO からの送血となり，右手で測定した SpO_2 は 100％であるはずです．

　右手の SpO_2 が低い時は，左手の SpO_2 を測定します．100％近くであれば mixing zone は大動脈弓部付近 **図3b** と推測されるし，低ければ下行大動脈 **図3c** にあると推測されます．Mixing zone が大動脈弓部，下行大動脈のいずれであっても，脳が低酸素にさらされることを防ぐために，人工呼吸器の酸素濃度を上げます．肺保護との両立を狙うので，右手の SpO_2 が 90％もあれば十分です．Hb 値が十分あるのであればさらに低くても脳障害を起こすことはありません．

評価方法② 　頭部（前額・耳介・鼻腔）における SpO_2 モニタリング

　頭部で測定した SpO_2 が 100％近くであれば，ECMO 送血が脳におそらく供給されています．また，mixing zone がどこにあろうが頭部で測定した SpO_2 が 90％程度以上あれば脳障害を起こすことはありません．ただし，全身状態が悪いと体表の血液循環も悪いため「この SpO_2 を信頼してよいのかな？」というシーンが多く，後に紹介する近赤外線脳酸素モニターのほうが現場における信頼感は高いと感じます．

評価方法③ 　患者の右橈骨動脈から動脈血採取

　VA ECMO（PCPS）を導入せざるを得ない状況であれば，末梢循環不全があるため手指での SpO_2 モニタリングは困難であることが多いです．動脈血を分析することにより mixing zone を推定します．

・動脈血酸素分圧が極度に高い ⟹ mixing zone は上行大動脈
・動脈血酸素分圧が高くない ⟹ mixing zone は大動脈弓部 or 下行大動脈

評価方法④ 　患者の左橈骨動脈から動脈血採取

　VA ECMO（PCPS）と言えば右橈骨動脈圧測定ですが，右橈骨動脈へのカテーテル留置が困難である時があり，左橈骨動脈を選択せざるを得ない時があります．ECMO による酸素化はすごくよいです．

・動脈血酸素分圧が極度に高い ⟹ mixing zone は上行大動脈 or 大動脈弓部

・動脈血酸素分圧が高くない ⇒ mixing zone は下行大動脈

評価方法⑤ 脳組織の酸素化評価 近赤外線脳酸素モニターの活用

　近赤外線脳酸素モニター（NIRO, INVOS など）を VA ECMO（PCPS）患者にルーチンで使用する施設があります．前額にセンサーを貼り，頭蓋骨下の組織の酸素飽和度を連続的に測るものです．動脈血酸素飽和度と異なり，動脈血と静脈血双方を合わせた酸素飽和度であること，あくまでセンサー直下の組織のモニタリングであることに注意しなければなりません．

Central VA ECMO

　VA ECMO（PCPS）において逆行性送血することにより生じる問題を整理したのが本 chapter です．その問題を解決するために，右鎖骨下動脈・右総頸動脈などを経由して送血する方法を central VA ECMO と呼びます．上行大動脈近くで送血するので「ECMO 送血が冠動脈を流れない」問題は解決されます．大動脈弓部近くで送血するので ECMO からの脳へ送血は有利です．しかし，脳梗塞などの合併症を生じるといったトラブルがあり送血カテーテルの管理が難しく，一部先進施設のオプション治療として用いられています．

　また，開胸し右心系または両心系から脱血し上行大動脈に送る central ECMO があります．手術室で用いられる人工心肺を紹介しましたが，血管アプローチはそれに近く器材は ECMO を用います．

コラム COLUMN　**IMPELLA 循環補助用心内留置型ポンプカテーテル 図4**

　大腿動脈から大動脈を経由し先端を左室内に留置します．左室内血液をポンプにより脱血し，上行大動脈へ送血します．本邦においては 2.5（最大補助流量 2.5L/分），CP（3.7L/分），5.0（5.0L/分）があります．VA ECMO（PCPS）は心臓にとって後負荷になるという欠点がありますが，IMPELLA であれば順行性に血液が流れるので，左室拡張期圧・容量を減らし大動脈圧・大動脈血流を順行性に増やします．冠動脈血流も増えるとされます．

　日本においては「心原性ショック等の薬物療法抵抗性の急性心不全」に使用されます．欧米に遅れること約 10 年，2018 年に保険償還されました．IMPELLA を使用するためには，心臓血管手術年間症例が 100 例以上など厳しい施設基準があります．

JCOPY 498-16622

・IMPELLA vs IABP

　欧米ガイドラインにおいて IABP 推奨が下がっていることもあり，欧米において IABP より圧倒的に優先使用されます．IABP による心拍出量増加は 15％程度と言われるので，勝負にならないのでしょう．IMPELLA の太さはシャフト部分で 9Fr（最大径 12〜21Fr）と IABP の 7.5Fr 程度より太く，恐ろしい高コストである点（1 本 200 万円台半ば，制御装置の定価約 1000 万円，不具合時に備えて 3 台準備）は，IABP が優位です．

・IMPELLA vs VA ECMO（PCPS）

　酸素供給ができない点において VA ECMO（PCPS）に劣りますが，人工呼吸により血液の酸素化が保たれているのであれば，IMPELLA のほうが合目的であると言えます．欧米においては酸素化の問題がなければ，VA ECMO（PCPS）より IMPELLA が優先されるようです．VA ECMO（PCPS）＋IMPELLA（通称エクペラ）という使用方法もあり，後ろ向き研究において心原性ショックの死亡率は VA ECMO（PCPS）単独 80％ vs VA ECMO（PCPS）＋IMPELLA 47％（P＜0.001）でした[4]．実際，日本における IMPELLA 使用例の半数は，VA ECMO（PCPS）＋IMPELLA であるようです．

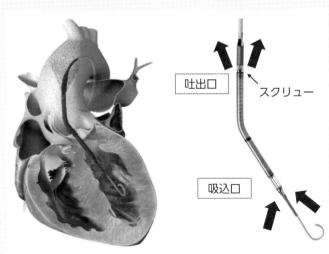

図4　IMPELLA
日本アビオメッドより画像提供

【参考文献】
1) Kato J, Seo T, Ando H, et al. Coronary arterial perfusion during venoarterial extracorporeal membrane oxygenation. J Thorac Cardiovasc Surg. 1996; 111: 630-6.
2) Nakamura T, Takata M, Arai M, et al. The effect of left-to-right shunting on coronary oxygenation during extracorporeal membrane oxygenation. J Pediatr Surg. 1999; 34: 91-5.
3) 土谷朱子, 板倉希帆, 檜垣忠直, 他. 経皮的心肺補助管理中に大動脈弁上に血栓が形成されたが, 内科的加療により血栓の消失が得られた2症例. 心臓. 2016; 48: 940-5.
4) Pappalardo F, Schulte C, Pieri M, et al. Concomitant implantation of Impella® on top of veno-arterial extracorporeal membrane oxygenation may improve survival of patients with cardiogenic shock. Eur J Heart Fail. 2017; 19: 404-12.

JCOPY 498-16622

なぜ，VA ECMO（PCPS）に IABP をセット使用するのか？

筆者が若手医師であったころ指導していただいた心臓血管外科医
（当時，VA ECMO という言葉は用いられませんでした．）
「PCPS と IABP（intra aortic balloon pumping：大動脈内バルーンパンピング）を
なぜ一緒に使用するかって？ 冠動脈血流を増やしたいのは当然．PCPS は無拍動
流や，IABP を併用すると拍動流になる．人間の各種臓器は拍動流を好むんや．
無拍動流では，おしっこもでないで．」

　アップダウンがあるのが拍動流で
す．心臓の鼓動によって拍出される
動脈血流は拍動流の代表格です
図1．無拍動流（定常流）は言葉
どおりアップダウンがなく，一定流

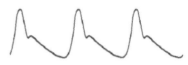

図1　動脈圧波形の例

量が続きます．船の動力に例えると，手漕ぎは拍動流，スクリューは無拍
動流です．

　かつて，埋め込み型人工心臓開発において拍動流 vs 無拍動流が競われ
ました．拍動流のほうが生理的であり望ましいという考えが根強かったで
す．しかし，拍動流型は構造的に血栓ができやすく，無拍動流が優位とな
りつつあります．そして，人工心臓が無拍動流であると各種臓器の機能が
落ちるなどと誰も言わなくなりました．

　ただし，総拍出量が低い時，無拍動流は問題となるようです．心不全に
よる血圧低下時，頸動脈洞と大動脈弓の圧受容体が感知し，延髄の血管運
動中枢経由で交感神経を緊張させます．総拍出量が低い時，無拍動流であ
ると圧受容体の感知が増強し，交感神経が緊張，有害な内因性カテコール
アミンが放出されるとされます[1]．また，微小血管の収縮性が損なわれ循
環障害をきたすとも言われます．

VA ECMO（PCPS）と IABP はほぼセットで使用される

　　VA ECMO（PCPS）と IABP をセットで使用する施設が多いのではないでしょうか？

　　VA ECMO（PCPS）& IABP はマストではなく，施設によっては VA ECMO（PCPS）のみを行っています．欧米では，VA ECMO（PCPS）のみ運転のほうが主流のようです．背景として，日本において IABP を好む医療者が多いことも関係するようです．筆者自身，例えば急性心筋梗塞によるショック患者に対して IABP を使用する時「安心感」を感じます．

　　以前は，ショックを伴わない急性心筋梗塞に対して，梗塞サイズが減少することを期待し IABP を使用する施設がありました．しかし，RCT（ランダム化比較試験）で明確に否定されました[2]．さらに，ショックを伴う急性心筋梗塞に対する IABP の意義を問う IABP-SHOCKⅡ試験[3]（RCT）が行われ，30 日死亡率に有意差がないという結果が出ました．この試験のインパクトは大きく，日本循環器学会が 2019 年に発行したガイドライン[4] においても「心原性ショック患者に対するルーチンの IABP 使用は推奨されない（エビデンスレベル B）」とされ，「推奨Ⅲ，No benefit」と強調されました．ただし，IABP-SHOCKⅡ試験患者の多くは PCI（経皮的冠動脈インターベンション）後に IABP が挿入されていることに批判があります．おそらく日本においては IABP 挿入後 PCI をしますよね．また，「機械的合併症による心原性ショック（推奨Ⅰ，エビデンスレベル C）」「治療抵抗性の心原性ショック患者（推奨Ⅱa，エビデンスレベル C）」「再灌流療法後にも心筋虚血が遷延する患者（推奨Ⅱa，エビデンスレベル C）」とこれらの適応に対して，エビデンスレベルは低いものの推奨されています．総じて，欧米は IABP に対して冷淡です．機械的合併症（機械的合併症とは左心室自由壁破裂・心室中隔穿孔など）への積極導入は意識しましょう．

IABP の復習

　　IABP は心臓の拡張期に膨らみ，収縮期に収縮します．分子量が小さいヘリウムを使用し，一瞬にして容積 30〜40mL の風船が膨らみ，一瞬にして縮むことによって効果が発揮されます．

JCOPY 498-16622

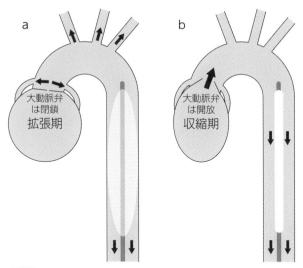

図2 IABP の効果

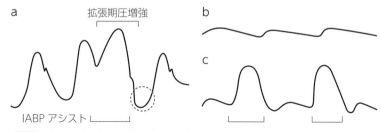

図3 IABP を使用した時の動脈圧波形

a）通常の IABP 波形（2：1 アシスト）
b）心停止寸前の心原性ショック患者に VA ECMO（PCPS）を導入した時の波形．橈骨動脈でモニタリングするとこのようにみえるが，IABP 先端圧で測定するとほぼフラットである．
c）心停止寸前の心原性ショック患者に VA ECMO（PCPS）と IABP の両方を導入した時の波形．平均血圧も上昇する．

拡張期 拡張期圧増強（diastolic augmentation） 図2a 図3a

　冠動脈血流は拡張期に得られましたよね．本来，拡張期は末梢（特に下半身）に速やかに心拍出血液が流れて血圧も急減します．そのタイミングで言わばブロックするので，大動脈弓部付近の血圧は上がります．冠動脈や脳へ流れる血液が増えます．

■収縮期 収縮期後負荷減（systolic unloading） 図2b 図3a

　心臓の立場から考えると，血液を楽に送るためには，大動脈弁の向こう
側は空っぽであればあるほどよいです．収縮期に合わせて 30〜40mL の
風船が一瞬にして縮むのです．言わば向こう側に 30〜40mL あった血液
が一瞬にして消失するのです．心臓の中の血液が引っぱられるように拍出
されます．IABP によるベースの血圧（図3a 赤点線枠，拡張期圧増強
から収縮期に移行する間のボトムの圧）の低下は引っぱられた感を表現し
ています．

なぜ心臓だけ拡張期血圧に依存するのか？ 図4
心臓を除くすべての臓器血流は平均血圧に依存するが，心臓だけは拡張期血圧に
依存することはジョーシキですよね．「心臓の冠動脈血流は拡張期血圧に依存す
る」理由が意外に知られていないので，解説しましょう．
皆さんが鶏肉，豚肉，牛肉を料理する時，表面に隆々とした冠動脈と同様の動脈
があれば気持ち悪いと思いませんか？ 心臓以外の臓器において，太い動脈は組織
に埋没しています．

a 心臓以外の臓器の動脈　　　b 心臓の動脈（冠動脈）

収縮期　　　　　　拡張期　　　　　　拡張期　　　　　　収縮期

図4 心臓以外の臓器と冠動脈の流れの違い

・心臓以外の臓器の血流 図4a
拡張期は動脈内の圧が下がり，流れる血液は減ります．動脈は全周性に組織に囲
まれており，また動脈は筋成分を持つので，形態を保ったまま断面積が減ります．
収縮期に多く血液が流れるものの，拡張期にも血流は保たれます．よって，臓器
血流は平均血圧に依存します．
・心臓（冠動脈）の血流 図4b
冠動脈は 2/3 程度が心筋に埋め込まれています．表面に 1/3 があり目視できるの
で，CABG（冠動脈バイパス）手術ができるのです．他の臓器のように血管周囲
組織によって全周性に覆われていたら CABG 手術はできません．
心臓と他臓器との違いは，心臓組織（心筋）は伸縮することです．
　拡張期：心筋は伸びるので動脈壁も牽引されて断面積が増えます．
　収縮期：動脈壁へ外から心筋による圧力がかかります．全周性に血管が心筋に
　　　　　覆われていれば，形態を保ちながら血管の断面積は減るはずです．中に血液
　　　　　があるので，血管壁がつぶれることはありません．しかし，冠動脈は表面に

JCOPY 498-16622

1/3 露出しているため, 血管内腔の圧力を保つことができず, つぶれてしまいます. 著しく血管の断面積が減少するため収縮期に流れる血液が減少します (ゼロにはならないようです). よって, 冠動脈血流は拡張期血圧に依存します.

なぜ, VA ECMO (PCPS) に IABP をセット使用するのか?

くれぐれもセットはマストではありません. 施設ごとに考えが違います. それを前提に, 以下を読んでください.

理由① 拡張期圧増強によって冠動脈への血流を増やす **図5**.

VA ECMO (PCPS) は鼠径部から送血するため, 特に冠動脈への送血は苦手でした (➡ p.58). ECMO によりフルサポートしても, 冠動脈に ECMO 送血が流れるか? に

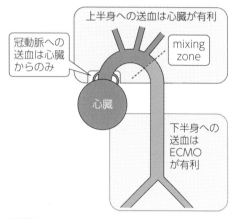

図5 VA ECMO (PCPS) は冠動脈への送血を苦手とする

は議論があるのですが, あまり期待できません. IABP を併用すると, 拡張期圧増強パワーによって冠動脈へ血液が流れるかもしれません.

理由② 大動脈弁を開閉する. 左心室の過伸展を軽減する.

心不全が進行し心臓がまったく動かなくなると, 大動脈弁の開閉もみられなくなります. 重篤な急性心筋炎でしばしばみられます. ヘパリンにより抗凝固されていても, 出口を失った左室内に巨大血栓が観察されるようになります. 心臓エコーで簡単にわかります. VA ECMO (PCPS) 運転中は, 必ず毎日心臓エコー検査を行い, 大動脈弁の開閉, 左室内に血栓ができていないか, 左心室が過伸展 (LV distention) していないかなどをチェックしなければなりません.

ドブタミンを用いて「軽く心臓を動かして」大動脈弁の開閉を促してもよいです. 開閉がみられるまでドブタミンを増量します. しかし, VA ECMO (PCPS) を導入せざるを得ない状況においては, できる限り心臓

を休ませたいです.

IABP は大動脈弁開閉装置としては非常に優秀です.

また,冠動脈への血流は VA ECMO (PCPS) フルサポートであっても,心臓から流れます (➡ p.58). 大動脈弁が開放しないと,心臓からの拍出がなく冠動脈に血液は流れません.

理由③ 拡張期に冠動脈血流が流れる理由を解説しましたが,そもそも心機能が著しく低下した状況においては,収縮期に冠動脈はつぶれていないと考えられます. よって,平均血圧を上げると冠動脈の血流が増える可能性があります. VA ECMO (PCPS) に IABP をセットすると平均血圧が上昇します **図3c**. よって,冠動脈血流増加に貢献できる可能性があります.

理由④ 本質的に,心臓にとって VA ECMO (PCPS) は後負荷である.

VA ECMO (PCPS) は後負荷であり,IABP 使用によって負荷の軽減 (unloading) を期待します.

【参考文献】

1) Annich GM, Lynch WR, MacLaren G, et al. ECMO extracorporeal cardiopulmonary support in critical care. 4th ed. Extracorporeal Life Support Organization; 2011.
2) Patel MR, Smalling RW, Thiele H, et al. Intra-aortic balloon counterpulsation and infarct size in patients with acute anterior myocardial infarction without shock: the CRISP AMI randomized trial. JAMA. 2011; 306: 1329-37.
3) Thiele H, Zeymer U, Neumann FJ, et al. Intraaortic balloon support for myocardial infarction with cardiogenic shock. N Engl J Med. 2012; 367: 1287-96.
4) 木村一雄(班長),他. 急性冠症候群ガイドライン(2018 年改訂版). 日本循環器学会, 他; 2019. https://www.j-circ.or.jp/cms/wp-content/uploads/2020/02/JCS2018_kimura.pdf(2020 年 4 月 30 日閲覧).

JCOPY 498-16622

左心不全 & VA ECMO と
右心不全 & VA ECMO は違う

マッドサイエンティスト コーグチと読者の会話
コーグチ「ECMO は心臓をサポートする素晴らしい機械だ．君に ECMO を入れて
あげよう．君自身の心臓と ECMO のパワーが合体してパワーアップするよ．」
読者「……」

　大動脈は径が細くなりながら手足の先まで続く広大な空間です．「ゴールがはるかかなたである」からこそ，心臓（左室）はスムーズに血液を送り出すことができます．しかし，VA ECMO（PCPS）から駆出される血液は，心臓から拍出される血液とぶつかります．言わば，VA ECMO（PCPS）は心臓にチャレンジしているのです．

　VA ECMO（PCPS）は全身の灌流圧を高めることで，脳・心臓を含めた各種臓器の血流を保つための機械です．しかし，心機能が良かろうが悪かろうが，心臓（左室）から血液を出すという観点からは邪魔です．マッドサイエンティストに騙されて正常心機能のヒトに ECMO を導入すると大変なことになります．正常心と ECMO からの血液がぶつかり，おそらく恐ろしい高血圧になります．心臓は楽なわけがありません．

　一方，右心系の立場から考えてみましょう．右心系の仕事は肺動脈へ血液を流すことですが，VA ECMO（PCPS）は下大静脈〜右房付近から脱血するので，仕事が少なくなります．楽になります．

　ECMO 運転において以下の関係性を理解することが重要です．

> ・VA ECMO（PCPS）は左心後負荷増強 ⟹ 左心の邪魔者
> ・VA ECMO（PCPS）は右心前負荷軽減 ⟹ 右心の応援者
> ・IABP は左心後負荷軽減 ⟹ 左心の応援者．右心とは関係なし

左心不全に対して VA ECMO（PCPS）を導入している時

VA ECMO（PCPS）はショック状態や心停止といった状態で導入します．Mixing zone は上行大動脈にあり，この時点では，ECMO が心臓の邪魔などと言っている場合ではありません．

左心機能が回復過程に入ってからが問題です．ECMO 離脱に向かっている状況において考えます．

●左心系

ECMO 離脱により後負荷は軽減されます．Mixing zone が下行動脈へ移動し心機能の回復を評価されているなら，ECMO 離脱は好ましいと言えます．

ECMO と IABP の併用については議論がありますが，日本においてはほとんどの施設で ECMO と IABP を併用します．

ECMO 運転中，IABP は ECMO がつくる後負荷を軽減（unloading）してくれる可能性があります．また，冠動脈や脳への灌流圧を上昇させます．そして，ECMO 離脱時に担当者の心の支えとなるのが IABP です．「まだまだ頼りない心機能をきっと支えてくれる」のです．

●右心系

左心不全が右心不全を引き起こすことは珍しくありません（両心不全）．先頭列車が衝突すると後部列車も巻き添えを食うのです．もう少し丁寧に説明すると，左心不全⟹重篤な肺うっ血⟹低酸素性肺血管収縮が広範囲に起こる（肺内の細動脈の多くが狭小化する）⟹右室の後負荷↑⟹右心不全 となります．右心不全が残存しているのに ECMO を安易に離脱すると，ECMO の応援がなくなり右心不全症状が前面に出る可能性があります．また，輸液過多で右心房が拡張している状態で ECMO から離脱する時も同様です．左心系だけでなく右心系もエコーで観察し，右心房が拡張していないか，などチェックしなければなりません．あるいは，肺動脈カテーテルによる右心房圧測定を重視する施設もあります．右心不全による肝機能検査の異常値も見逃さないようにしましょう．「ショック肝かな？」「薬剤性肝機能障害かな？」などと解釈されがちです．

JCOPY 498-16622

> **低酸素性肺血管収縮**
>
> **(HPV : hypoxic pulmonary vasoconstriction)**
>
> 　肺炎などでガス交換効率が悪い部分への細動脈血流を低下させることにより，肺内シャント血流（酸素化されないまま血流が体循環に流れる）を減らす生体反応です．HPV を作る能力は個人差が大きいとされます．例えば，肺癌手術などで片肺換気としてもまったく酸素化に問題がない患者もいれば，恐ろしく酸素化が悪化する患者がいます．肺炎・無気肺・ARDS などにおいても，「肺病変の範囲の割に酸素化が悪くない」「肺病変の範囲はそれほどでもないのに酸素化が悪い」といった具合に個人差があります．また，ほとんどの血管拡張薬・吸入麻酔薬は HPV を阻害します．酸素化が極度に悪い時，必要ないと考えられた血管拡張薬を止めると酸素化が改善することがあります．

心室中隔穿孔

　急性心筋梗塞発症 3～5 日経過後が好発時期です．

　左室から右室へシャントができます．本来体循環に流れるべき血液が右室に横取りされた状態です．

　「右心系への負荷が高まる」「左心系への心拍出量が減る」病態です．機械的合併症と言われ，VA ECMO（PCPS）のよい適応です．IABP のよい適応でもあります．

　心室中隔穿孔において ECMO は穿孔閉鎖術へのつなぎの役割を担います．

右心不全に対して ECMO を導入している時

　急性右心不全を呈する疾患として，肺血栓塞栓症・右室梗塞を例にとります．

● 急性肺血栓塞栓症

　重篤な症例において心臓エコーをすると右心室が左心室を圧排するのが印象的です（D-shape）．以前は，肺塞栓（右心不全）に血圧低下を伴うケースに対して，「前へ血液を押し出すために」輸液負荷が推奨されまし

たが，左心室圧排が増強されさらに状況が悪化するので，推奨されなくなりました．

　VA ECMO（PCPS）はパンパンの右心系から脱血し，血液がこなくて困っている左心系に送血するので合目的です．「心肺蘇生困難例，薬物療法にても呼吸循環不全を安定化できない例には PCPS を導入する（推奨クラス I，エビデンスレベル C．日本循環器学会ガイドライン[1]）」です．重篤であっても，VA ECMO（PCPS）を導入した時予後は良好です．薬物療法で改善しない循環動態が不安定な急性肺血栓塞栓症には迷わず VA ECMO（PCPS）を導入しなければなりません．

　塞栓溶解の評価，右心不全の軽減，肺動脈圧などをしっかり評価後，VA ECMO（PCPS）離脱をしなければなりません．離脱すると VA ECMO（PCPS）による右心前負荷軽減効果はなくなります．

● 右室梗塞

　急性下壁梗塞の 20％程度に右室梗塞を合併するとされます．

　右室がただの袋になる⇒左心系に血液が流れない⇒血圧低下 です．ショック症例に対してニトログリセリンなど血管拡張薬は禁忌です．ショックでなくても相当慎重に投与します．さらに左室へ血液の供給が減ります．

　治療は，大量輸液⇒ただの袋を膨らませる⇒左心系に血液が流れるですが，カテコールアミンも適宜使用します．大量輸液しすぎると急性肺血栓塞栓症への輸液と同じ病態になると言われます．そういった重症症例に対して VA ECMO（PCPS）は有効です．左心系に直接送血されるので全身の灌流圧が維持されます．

　VA ECMO（PCPS）離脱により右室前負荷は増加しますが，病態的にはそれほど問題となりません．

【参考文献】
1) 伊藤正明（班長），他．肺血栓塞栓症および深部静脈血栓症の診断，治療，予防に関するガイドライン（2017 年改訂版）．日本循環器学会，他；2018．https://www.j-circ.or.jp/cms/wp-content/uploads/2020/02/JCS2017_ito_h.pdf（2020 年 4 月 30 日閲覧）

JCOPY 498-16622

VV ECMO の血行動態の問題を
理解するために必要な知識①

クイズ

健康な肺のヒトに挿管して100%酸素を投与し換気します **図1a**.
動脈血酸素分圧 PaO_2 は 500mmHg 以上になります.
次に，右肺と左肺を別に換気（分離換気）します **図1b**.
右肺は換気しません.
左肺は100%酸素を投与し換気します．片肺換気です.
以下の中で最も近いと考えられる PaO_2 を選んでください.

① PaO_2＝250mmHg ② PaO_2＝150mmHg
③ PaO_2＝100mmHg ④ PaO_2＝60mmHg

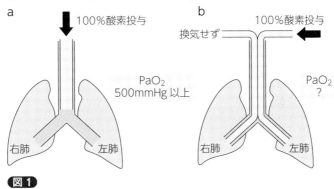

図1

　筆者は，このクイズを研修医によく出題するのですが回答の割合は，①
が40%，②が40%，③が20%というところでした．正解したのは1名
のみでした.
　答え合わせは後程です.

　ICUにおいては血液ガスを頻回に測定します．「PaO_2 が75mmHg か

ら100mmHgに改善したので肺の状態がよくなった o(＾o＾)o」といった会話がなされます．PEEPの反映がないのが欠点ではありますが，PaO_2/F_IO_2（PF ratio）の改善はたしかに**肺酸素化能力**の評価の一つとなります．動脈血酸素飽和度SaO_2よりPaO_2を重視するくせがつきがちです．

一方，**酸素運搬能力**の視点から考えてみましょう．

動脈血酸素含有量［動脈血1dLに含まれる酸素量（mL）］は次の式で表されます．

動脈血酸素含有量
$= 1.34×Hb×SaO_2/100 ＋ 0.0031×PaO_2$

前項$1.34×Hb×SaO_2/100$はヘモグロビン（Hb）による酸素運搬（化学的溶解），後項は単純に気圧によって液体に溶けたことによる酸素運搬（物理的溶解）を意味します．後項には，0.0031という非常に小さな乗数があるため，化学的溶解＞＞物理的溶解です．よって，通常後項を無視し以下のようにみなします．

動脈血酸素含有量 $≒ 1.34×Hb×SaO_2/100$

この式にPaO_2はありません．

それでは，動脈血酸素含有量シミュレーションをしてみましょう **図2**．
① SaO_2 100%，PaO_2 100mmHg，Hb 15g/dL
　⇒ 酸素含有量 20.4mL/dL
② SaO_2 100%，PaO_2 500mmHg，Hb 15g/dL
　⇒ 酸素含有量 21.5mL/dL　①の状態からPaO_2を500mmHgと上昇させました．クイズと同様です．おそらく100%酸素を投与しています．①の20.4mL/dLと比較するとわずかの上昇です．
③ SaO_2 100%，PaO_2 500mmHg，Hb 7.5g/dL
　⇒ 酸素含有量 11.4mL/dL　②の状態からHbが半減しました．酸素含有量もほぼ半減です．
④ SaO_2 100%，PaO_2 100mmHg，Hb 7.5g/dL
　⇒ 酸素含有量 10.4mL/dL　①の状態からHbが半減しました．やはり酸素含有量もほぼ半減です．

JCOPY 498-16622

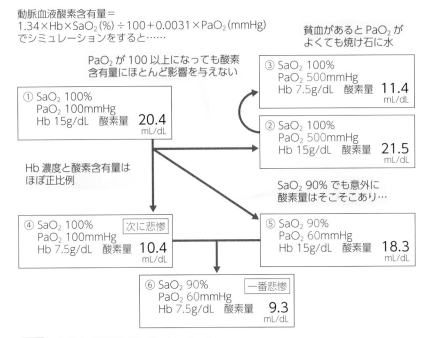

動脈血液酸素含有量＝
$1.34 \times Hb \times SaO_2(\%) \div 100 + 0.0031 \times PaO_2(mmHg)$
でシミュレーションをすると……

PaO_2 が 100 以上になっても酸素含有量にほとんど影響を与えない

貧血があると PaO_2 がよくても焼け石に水

① SaO_2 100%
  PaO_2 100mmHg
  Hb 15g/dL 酸素量 **20.4** mL/dL

③ SaO_2 100%
  PaO_2 500mmHg
  Hb 7.5g/dL 酸素量 **11.4** mL/dL

② SaO_2 100%
  PaO_2 500mmHg
  Hb 15g/dL 酸素量 **21.5** mL/dL

Hb 濃度と酸素含有量はほぼ正比例

SaO_2 90% でも意外に酸素量はそこそこあり…

④ SaO_2 100%
  PaO_2 100mmHg 次に悲惨
  Hb 7.5g/dL 酸素量 **10.4** mL/dL

⑤ SaO_2 90%
  PaO_2 60mmHg
  Hb 15g/dL 酸素量 **18.3** mL/dL

⑥ SaO_2 90%
  PaO_2 60mmHg 一番悲惨
  Hb 7.5g/dL 酸素量 **9.3** mL/dL

図2 動脈血酸素含有量シミュレーション
Hb: ヘモグロビン

⑤ SaO_2 90%, PaO_2 60mmHg, Hb 15g/dL
　⇒ 酸素含有量 18.3mL/dL　①の状態から SaO_2 90%, PaO_2 60mmHg と変化しました．18.3mL/dL は①の 20.4mL/dL に近い値です．悪くありません．

⑥ SaO_2 90%, PaO_2 60mmHg, Hb 7.5g/dL
　⇒ 酸素含有量 9.3mL/dL　④と⑤の合体，低酸素と低 Hb のダブルパンチです．9.3mL/dL は①の 20.4mL/dL の 46%程度しかありません．

・PaO_2 500mmHg など無駄なのです．Hb の酸素解離曲線の $PaO_2 \geqq$ 100mmHg において SaO_2 は 100%近くなり横ばいです．よって，$PaO_2 \geqq$ 100mmHg においては，PaO_2 が 100mmHg であろうが，500mmHg であろうが動脈血酸素含有量はほぼ変わりません．
・動脈血酸素含有量 ≒ $1.34 \times Hb \times SaO_2/100$ の式から考えると，SaO_2 が保たれていれば，動脈血酸素含有量は Hb に比例します．例えば吐血

によりHb濃度が半減すれば動脈血酸素含有量も半減します．安易に輸血する時代ではありませんが，貧血は動脈血酸素含有量減，すなわち，組織への酸素供給減に直結するかもしれないことは意識しなければなりません．

・動脈血酸素含有量 $\fallingdotseq$ $1.34 \times Hb \times SaO_2/100$ の式から考えると，Hb濃度が保たれていれば，動脈血酸素含有量はSaO_2に比例します．実際，窒息 $\Rightarrow$ 心停止寸前という状況であれば，SaO_2 50％といった数字となり，比例を意識することとなります．しかし，臨床的に頻度が圧倒的に多いのは，SaO_2 90％前後での「どうしよう？」です．

普段の医療においては，SaO_2 90％ $\Rightarrow$ 非常に悪い とわれわれ医療者にしみこんでいます．確かに，目の前の患者のSaO_2が96％から90％に急減したらすぐにアクションです．放置しておくと，80％ $\Rightarrow$ 70％ $\Rightarrow$ 60％ $\Rightarrow$ 心停止となるかもしれません．はたまた救急外来を呼吸苦で受診した患者のSaO_2が90％なら原因検索です．

しかし，Hb濃度が同じであれば，SaO_2 96％とSaO_2 90％では酸素含有量は96：90なのです．大して変わりません．**Hb濃度が保たれていれば，SaO_2 90％の酸素含有量は悪くないことを理解しましょう．**

・動脈血酸素含有量 $\fallingdotseq$ $1.34 \times Hb \times SaO_2/100$ であるので，低酸素と貧血が同時にあると悲惨なことになります．先の「SaO_2 90％の酸素含有量は悪くない」は「Hb濃度が保たれていれば」という条件つきです．

先のクイズの答え合わせをしましょう．

研修医の答えとしては，「500mmHgの半分は250mmHg．でも，コーグチ先生がそんな素直な問題を出さないであろうから，② PaO_2＝150mmHg かな？」が多いようです．

正解は，**④ PaO_2＝60mmHg** です．読者は正解したでしょうか？

解説をします．

左の肺だけ換気をするということは，右肺を流れる血液は静脈血のまま体循環に戻ることを意味します **図3**．

右心系を通過した静脈血Hb 100個が左肺循環を50個，右肺循環を50個流れるとします **図4**．

・左肺循環から体循環に戻るHbは完全に酸素化されています．すなわ

JCOPY 498-16622

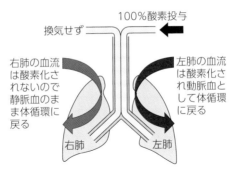

100%酸素投与

換気せず

右肺の血流
は酸素化され
ないので
静脈血のま
ま体循環に
戻る

左肺の血流
は酸素化され動脈血と
して体循環
に戻る

右肺　　左肺

図3　左肺だけで換気をした時の血流

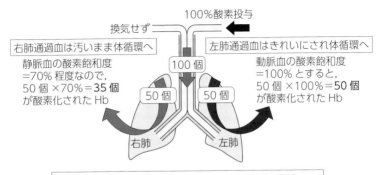

100%酸素投与

換気せず

右肺通過血は汚いまま体循環へ　　　左肺通過血はきれいにされ体循環へ

静脈血の酸素飽和度
＝70% 程度なので，
50 個×70%＝**35 個**
が酸素化された Hb

100 個

50 個　　50 個

動脈血の酸素飽和度
＝100% とすると，
50 個×100%＝**50 個**
が酸素化された Hb

右肺　　左肺

35 個＋50 個＝85 個が酸素化された Hb⇒SaO$_2$ 85%
⇒ 酸素解離曲線の表と合わせると PaO$_2$ 60mmHg 弱程度

図4　酸素供給はヘモグロビンを軸に考える

ち，酸化 Hb 100%，50 個です．
・右肺循環から左心系に戻る血液は，酸素化されないので静脈血のまま体
循環に戻ります．右心付近の酸素飽和度（混合静脈血酸素飽和度）は
65〜70%程度です．よって，Hb 50 個×70%＝酸化 Hb 35 個です．
・左肺循環と右肺循環を通過した血液が左心系で合流します．
酸化 Hb 数＝50 個＋35 個＝85 個です．全体の Hb 数は 100 個である
ので，酸素飽和度85%です．酸素解離曲線 **図5** に照らし合わせると
PaO$_2$ 60mmHg 弱程度となります．酸素供給は Hb が担うのであり，常
に Hb を軸に考えなければならないのです．
　このように還元 Hb（酸素がついていない Hb）が肺で酸素化されず体
循環に戻ることをシャント（肺内シャント）と呼びます．

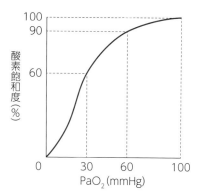

図5 ポピュラーな酸素解離曲線

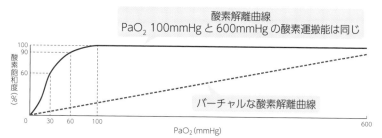

図6 PaO₂ 600mmHg まで横軸を広げた酸素解離曲線

　気管チューブが深すぎて片側の気管に入る片肺挿管の時，すごく酸素飽和度が下がりますよね．まさにこのクイズと同じ状況です．

　以上のように説明しても，「両肺で PaO₂ 500mmHg なのに片肺で60mmHg だなんて，なんか騙された気分がする」と納得してもらえないことが多いです．

それでも納得ができない読者へ①

　酸素解離曲線と言えば **図5** がおなじみです．実は省略されている部分があります．PaO₂ 100mmHg 以上は酸素飽和度が100％で横ばいになります **図6** ．

　もし PaO₂ と SaO₂ が正比例であったなら（**図6** バーチャルな酸素解

JCOPY 498-16622

離曲線），直観どおり「両肺で PaO₂ 500mmHg，片肺で 250mmHg」となります．

くれぐれも，

$$動脈血酸素含有量 \fallingdotseq 1.34 \times Hb \times SaO_2/100$$

なのです．この式に PaO₂ はありません．

それでも納得ができない読者へ②

絵雲君ママのお小言
何？この成績表は？
平均 90 点以上とるのが約束でしょう？
英語が悪すぎるじゃない．
英語以外の科目の成績がよくても，1 科目がすごく悪いと平均点が 90 点に乗るわけがないでしょう？

絵雲君の成績表

科目	点数
数学	95 点
英語	70 点
国語	92 点
理科	93 点
社会	90 点
平均点	88 点

絵雲君のお母さんは相当怖そうです……．絵雲君への期待（要求水準）が高いようです．

それはさておき，

われわれ医療者は入職時から SaO₂ の重要性を叩き込まれています．SaO₂ 96％が当然であり，SaO₂ 90％などという数字をみると不安になります．SaO₂ 80％台など論外です．SaO₂ 高値が自然な値です．

しかし，冷静に考えてみましょう．96 点（96％）はよいけれど，90 点（90％）はだめ，まして 80 点（80％）台は論外だなんて，恐ろしく要求水準が高いです．要求水準が高すぎると言っても過言ではありません．

8 割程度の Hb が酸化 Hb として体循環に戻っても，残りの Hb が還元 Hb として体循環に戻ると SaO₂ 80％台となってしまうのです．少しでもシャントが存在して，還元 Hb が体循環に入ると，SaO₂ が悪い評価になるのは当然のことなのです．

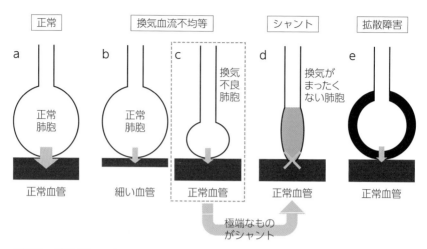

図7 呼吸不全の原因
他に肺胞低換気がある.

ARDS の酸素取り込み障害の主原因：
換気血流不均等とシャント 図7

　　肺において効率的に酸素を取り込むためには，速やかに肺胞に酸素が流れ，速やかに肺胞から血液に移動し，速やかに血液に乗って運ばれなければなりません.

　　呼吸障害の原因を復習しましょう.

換気血流不均等

　　酸素を含んだ肺胞への血流が少なく 図7b，酸素をあまり含まない肺胞への血流が多い 図7c と有効に酸素を取り込めません. 換気血流不均等と呼びます.

シャント

　　換気がまったくない部分を血液が通過すると，まったく酸素化されません 図7d. 本 chapter の冒頭クイズはまさにシャントです.

　　換気血流不均等の「酸素をあまり含まない肺胞への血流が多い」図7c の究極形がシャント 図7d です. 筆者は換気血流不均等とシャントを近い概念とすれば理解しやすいと思います.

　　しかし，

JCOPY 498-16622

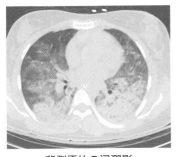

背側優位の浸潤影　　　　　　びまん性浸潤影

図8　ARDS の胸部 CT 画像

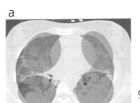
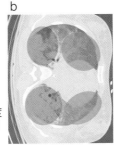
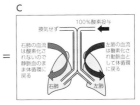

90度
回転

図9　背側傷害タイプの ARDS とクイズの酸素化悪化の原因は同じ

- 換気血流不均等: 不均等ではあるが, 換気あるいは血流が最低限ある
  ので, ある程度ガス交換がなされる.
- シャント: 換気と血流がまったく交わっていない状態であり, ガス交
  換はゼロであるため, シャントのほうが著しく呼吸不全を呈する.
  よって, 換気血流不均等とシャントは区別されています.

拡散障害

　肺胞⇔血管のガス移動は, 肺胞壁あるいは血管壁がペラペラであるこ
とで成立します. 肺胞壁や血管壁の病変があるとガスの拡散が障害されま
す **図7e**.

　ARDS の CT 撮影をすると, 背側に広く浸潤影 **図8** があることが多
いです (びまん性浸潤影もあります). 以前, ARDS の酸素取り込み障害
の原因として, 拡散障害と換気血流不均等の両方があげられました. 近年,
背側傷害タイプにおいては換気血流不均等/シャントが主とされます.

　腹側肺 **図9a赤色** においては酸素化されますが, 背側の浸潤影部分

図9a灰色 ではまったくガス交換ができません．画像を90度右に回転してみましょう 図9b．クイズの状況 図9c とまったく同じであることを理解してください．背側肺を流れる血液は静脈血のまま酸素化されずに左心系に戻るのです．

　また，背側傷害タイプの重症ARDSを人工呼吸管理する時，人工呼吸器の酸素濃度を上昇させても治療者が期待するほどSaO_2やPaO_2は上昇しません．クイズを思い出してください．正常肺の片肺換気において100%酸素を投与しても恐ろしく酸素化が障害されるのです．シャントが主犯である時，人工呼吸器の酸素濃度を上げても，シャント部分の凶暴性になんら変化はなく，多くの還元Hbが左心系に流入します．SaO_2やPaO_2が上昇したとしても，正常な肺部分を頑張らせたにすぎません．高濃度酸素は正常な肺部分にもダメージを与えかねません．どれくらいのSaO_2やPaO_2を目標値とするか患者毎に考えなければなりません．ECMO症例に限らず，ARDS管理においてはこのようなことを総合的に考える力が問われます．

　漠然とではなく，メカニズムを理解した上で「なるほど，この画像では酸素化の悪化は当然だな！」と言えるように読者になって欲しいです．

組織への酸素供給には心拍出量（心機能）も重要

　動脈血酸素含有量を規定するものは酸素飽和度とHb濃度であることを解説しました．

　組織への酸素供給を考える時，心拍出量も忘れてはなりません．

　すなわち，組織への酸素供給は

・車1台あたりの酸素の量 ＝ 動脈血酸素飽和度 SaO_2
・酸素が乗る車の数 ＝ Hb濃度
・車のスピード ＝ 心拍出量（心機能）

の3つが役割を担います．ただし，SaO_2は大切であるものの，Hb濃度が保たれているなら，例えばSaO_2 95%：90%：85% ＝ 酸素含有量95%：90%：85%であること，すなわち大して変わらないこともしっかり理解しましょう．実はこの説明は少しミスリーディングな表現である面があります．次chapterでフォローします．

　3大要素の理解は，VV ECMOの運転においても重要ファクターです．

JCOPY 498-16622

例えば，VV ECMO において組織への酸素供給を増やすため輸血し Hb 濃度を上昇させますが，輸血をセーブするのであれば ECMO 流量を上げなければなりません．

　組織への酸素供給の 3 要素は覚えてください．

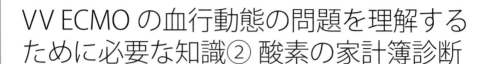

VV ECMO の血行動態の問題を理解する ために必要な知識② 酸素の家計簿診断

　どこの病院であってもおそらく「SaO_2<93%なら酸素投与開始」といった定型の指示が出されているのではないでしょうか？「SaO_2≦95％以下なら酸素投与」といった，ほぼ必ず酸素が流れざるを得ない設定もしばしば目にします．「まず低酸素状態となった原因を追求して……」といった正しい議論は，脇においておきます．ある意味，酸素投与がトランキライザー（精神安定薬）となり，SaO_2 が高ければ「酸素は十分」と認識されがちな現状があります．

酸素の家計簿診断

　絵雲家の家計簿診断で考えてみましょう．

　お父さんの収入が 100 万円/月であったとします．なかなかすごいです．では，絵雲家の家計簿は健全と診断されるでしょうか．絵雲家のお母さんは相当怖いので（➡ p.83），お父さんはストレスを感じギャンブルに走っており，150 万円/月使っているかもしれません．マイナス 50 万円/月の赤字です．

　お父さんの収入が 20 万円/月であるとします．絵雲家のお母さんがうまく家計をやりくりし，15 万円/月の支出であれば 5 万円/月もの黒字です．

　収入だけをみて家計簿診断などできません．

　企業経営に応じても，売り上げ増だけを目指す企業などあっという間に淘汰されます．収入と支出とバランスを常に考えなければなりません．

　ECMO よりはるかに頻度が多い，敗血症管理において，「酸素の家計簿診断」が 2000 年代よりビッグテーマとなりました．

JCOPY 498-16622

低酸素症と低酸素血症は違う‼

酸素投与により SaO_2 100% なら「酸素は十分である」でしょうか？

読者に理解していただきたいのは，真の低酸素症とは SaO_2 低値で示されるものではなく，**組織の酸素が欠乏**であることです．細胞内に十分酸素があるか？ です．

低酸素症 $\left\{\begin{array}{l}\text{・低酸素血症}\\\text{・酸素運搬障害}\\\text{・酸素需要＞酸素供給}\\\text{・酸素利用障害}\end{array}\right.$

図1 低酸素症とは？

低酸素症＝組織の酸素が欠乏 には 4 つの原因があります **図1**.

① 低酸素血症

肺炎などにより酸素の取り込みが悪くなり，組織の酸素も欠乏します．

② 酸素運搬障害

先の chapter の最後で，組織への酸素供給の 3 要素を覚えましょうと書きました．

動脈血酸素飽和度，Hb 濃度，心拍出量です．後二者が運搬障害に関連します．

- 極端な貧血： Hb 濃度は車の数でした．数が減れば当然運搬能力も減ります．
- 低心機能： 心拍出量は車のスピードです．車のスピードが遅ければやはり運搬能力が激減します．

③ 酸素需要＞酸素供給（酸素需給バランスの悪化）

これこそが，敗血症治療ワールドにおける最大のテーマです．今や，敗血症性ショックの定義は，**敗血症による循環不全で酸素需給バランスが損なわれた状態**です．

これについて後ほど詳しく解説します．

④ 酸素利用障害

わかりやすい例としてシアン化カリウム（KCN，別名： 青酸カリウム）中毒があります．CN^- は細胞の酸素の取り込み（酸素利用）を障害し，KCN 中毒の多くは急死します．酸素利用酵素をブロック⇒酸素を利用したくても利用できない⇒酸素が細胞に取り込みすらされて

いないので血液中に多量の酸素が残存⇒死後においても血液や死斑が鮮紅色であることが特徴的であるとされます。同様に超重症敗血症において、全身の臓器が酸素の取り込み（利用）すらできない状態に陥ることがあります。

①〜④の共通点は細胞内の酸素が不足していることです。
そして、**低酸素血症ではないが低酸素症であること**、すなわち**動脈血酸素飽和度は良好であるが細胞内は酸欠であるケースは少なくないこと**、あるいは**低酸素血症（SaO₂低値）であっても細胞内は酸欠ではないことがあり得る**ことを読者に理解していただきたいです。本 chapter のネタバレをすると、VV ECMO においては低酸素血症（SaO₂低値）であっても細胞内は酸欠でない状況を目指します。

低酸素症をどう評価するか？

収入（動脈血酸素飽和度）は簡単に測定できますが、支出（酸素消費量）を測定することは容易ではありません。

家計簿診断において、「収入と支出のバランスをとりましょう（某消費者金融）」ですが、最後に残ったお金をみることによっても、家計が健全であるかがわかります **図2**.

同様に、血液循環の「最後に残った酸素量」をみれば、酸素代謝が健全であるかがわかります。

問　全身で最も「静脈な（酸素が少ない）」血液が通る血管は？
答　肺動脈

血液に酸素を供給する肺の直前が肺動脈です。肺動脈に流れる血液は、酸素を使い尽くされており、全身で最も酸素が少ないです。血液中の酸素量は PaO₂ ではなく SaO₂ で評価するので（➡ p.77）、最後に残った酸素量＝肺動脈血の酸素飽和度です **図2**.

肺動脈血の酸素飽和度を、混合静脈血酸素飽和度（SvO₂）と呼びます。全身から帰ってきた血液が混合した静脈血です。肺動脈カテーテル（スワンガンツカテーテル）先端の酸素飽和度を測定します。**正常値は65%以上です**.

JCOPY 498-16622

家計簿診断

収入 − たくさん支出 ⇒ お金は少ししか残らない

収入 − 節約支出 　　⇒ お金はたくさん残る

酸素需給バランスの評価

SaO_2 − 大量酸素消費 ⇒ 酸素は少ししか残らない
　　　　　　　　　　　　　（低混合静脈血酸素飽和度）

SaO_2 − 少量酸素消費 ⇒ 酸素はたくさん残る
　　　　　　　　　　　　　（高混合静脈血酸素飽和度）

図2　酸素需給バランス評価と混合静脈血酸素飽和度

SvO_2・$ScvO_2$ の目安

$ScvO_2 > 70\%$・$SvO_2 > 65\%$ を SSCG では目標としますが……

$ScvO_2$・SvO_2 を問わず

　　$ScvO_2$・$SvO_2 > 70\%$ ⇒ 絶好調

　　$70\% > ScvO_2$・$SvO_2 > 60\%$ ⇒ まあ大丈夫

　　$60\% > ScvO_2$・$SvO_2 > 50\%$ ⇒ やばい

　　$50\% > ScvO_2$・SvO_2 ⇒ 早急になんらかの有効な介入を
　　　　　　　　　　　　　　しないと心停止を含めてあり得る

図3　筆者の $ScvO_2$・SvO_2 相場観

SSCG: Surviving Sepsis Campaign Guidelines. 国際敗血症ガイドライン 2012[1] における目標値.

　　肺動脈カテーテルは，感染症やその他合併症リスクがあり侵襲的であることから，中心静脈カテーテル先端（上大静脈）の動脈血酸素飽和度（中心静脈酸素飽和度：$ScvO_2$）の測定で代用する方法が，2010 年代前半までポピュラーでした．筆者も，光るカテーテルと呼び一時期かなり利用しました．**正常値は 70%以上です．**$ScvO_2$ は SvO_2 の上流で測定しており，少しきれいなので $ScvO_2 > SvO_2$ です．厳密には，上大静脈で測定する $ScvO_2$ は上半身の酸素需給を反映します．

　　筆者は研修医やパラメディカルに，筆者の $ScvO_2$・SvO_2 の相場観を伝えました **図3**．家計簿と同様に，$ScvO_2$・SvO_2 をみれば患者の酸素欠

乏の重篤度がわかるわけです.

SvO₂ は **図4** の関係式で成り立ちます. この式の求め方は簡単ですが, 割愛

$$SvO_2 = SaO_2 - \frac{組織酸素消費量}{1.34 \times Hb \times CO}$$

図4 SvO₂ 式
Hb: ヘモグロビン濃度, CO: 心拍出量

します. 興味がある読者は Google 検索してください.

式の右項をみてください. 見覚えがないでしょうか?

前 chapter で, **組織への酸素供給は動脈血酸素飽和度・Hb 濃度・心拍出量の 3 要素で決まる** を紹介しました. 右項の残りは**組織酸素消費量**です. 右項は酸素の家計簿診断の, 収入と支出にかかわる項目で成立しているのです.

SvO₂ は酸素需給バランスを反映しました. ということは, **酸素需給バランスは動脈血酸素飽和度・Hb 濃度・心拍出量・組織酸素消費量の 4 要素のみで決まる**のです.

筆者は, 低酸素症 (組織細胞内の酸欠) を疑う時, SvO₂ 測定の有無にかかわらず, 「4 要素のどれが悪いのだろう?」「4 要素のどれに介入ができるのだろう?」と明確に意識しています. **酸素需給バランスの 4 要素を明確に意識して仕事をすると重症患者管理に非常に役立ちます**. 敗血症はよいトレーニングとなり応用ができるようになります. SvO₂ 式は覚えなくてよいので **4 要素は必ず覚えてください**.

酸素需給バランスの 4 要素を意識した管理の例

SvO₂ 測定は行わず乳酸 (Lac) を指標とした例.

80 歳, 尿路感染症による敗血症性ショック.

SaO₂ 95% (酸素経鼻 2L/分投与), BP 70/40 (50) mmHg, HR 150/分, 呼吸数 28/分, Hb 8mg/dL, Lac 12mmol/L.

[担当医の思考]

・「相当な血管内ボリューム不足やな. 大量輸液をしよう. <u>心拍出量</u>が改善し血圧上昇するはずだ.」
　⇒ SaO₂ 95% (酸素経鼻 2L/分投与), BP 90/50 (60) mmHg, HR 140/分, Lac 9mmol/L.

・「相当輸液をしたので, 血圧はある程度上がったな. でもまだまだ Lac が高値だ. 心エコー検査で心臓の動きが悪いな. 敗血症性心筋症かな? ノルアドレナリンを開始し<u>心拍出量</u>を改善しよう.」

JCOPY 498-16622

⇒ SaO$_2$ 95%（酸素経鼻 2L/分投与），BP 100/50 （65） mmHg，HR 135/分，Lac 8mmol/L.

・「まだまだ Lac 高値やな．Hb 8mg/dL か．敗血症ガイドラインにおいて輸血の閾値は 7mg/dL であるけれど，高齢でもあるし酸素需給を改善するために輸血し，<u>Hb 濃度を上昇</u>させよう．」

⇒ SaO$_2$ 95%（酸素経鼻 2L/分投与），BP 100/50 （65） mmHg，HR 130/分，Hb 10mg/dL ，Lac 6mmol/L.

・「まだまだ Lac 高値やな．呼吸数 28/分か．<u>酸素化（動脈血酸素飽和度）は大して障害されていない</u>．しかし，酸素需給バランスを改善するために，挿管・人工呼吸・鎮静薬投与により呼吸仕事量を軽減させよう．<u>組織酸素消費量</u>を減らそう．」

⇒ SaO$_2$ 95%（人工呼吸器酸素濃度 30%），BP 100/50 （65） mmHg，HR 110/分，Hb 10mg/dL ，Lac 2mmol/L.

「おー，Lac が急減した（－＾０＾－）．もっと早く挿管・人工呼吸を開始すればよかったかも．心拍数も下がった．ストレスで苦しかったんやな．心拍数低下も<u>組織酸素消費量</u>減少に貢献したんやな．」

　近年，人工呼吸の適応として，呼吸仕事量の軽減が強調されます．患者の呼吸の代わりを人工呼吸器が担います．例えば読者が 25/分で 1 時間呼吸する状況を想像してください．健康な読者であっても，ぶったおれてしまいます．旧来，頻呼吸があっても SpO$_2$ が良好である時，挿管や人工呼吸ははばかられる雰囲気がありました．しかし，敗血症性ショックの定義は，**敗血症による循環不全で酸素需給バランスが損なわれた状態**です（➡ p.89）．たとえ酸素の取り込みが保たれていても，積極的に挿管・人工呼吸をし，患者の呼吸を人工呼吸器が肩代わりすることが重視されます．筆者はバンバン挿管・人工呼吸に踏み切ります．先の例のように，グーンと Lac が改善します．

国際敗血症ガイドラインから ScvO$_2$・SvO$_2$ は蒸発した !!

　国際敗血症ガイドライン SSCG（Surviving Sepsis Campaign Guide-

lines）は，2004年にスタートし4年おきに改訂されています．
SSCG2012までScvO₂・SvO₂は重視されたのですが，SSCG2016から
推奨されなくなりました．その背景として，中心静脈カテーテルは侵襲的
であり感染リスクもあること，酸素飽和度を測定するカテーテルは高価で
あること，侵襲が少なく測定できる乳酸値が重視されるようになったこと
があります．

　よって，筆者も研修医に酸素需給バランスの4要素を伝えるものの，
ScvO₂・SvO₂について伝える機会は近年なくなりました．

ECMO ワールドにおいて SvO₂ は健在

　VA ECMO，VV ECMO を問わず，ECMO の脱血カテーテル先端に
は酸素飽和度測定センサーが組み込まれています．ECMO コンソール画
面に脱血カテーテル先端の酸素飽和度が連続表示されます **図5**．また，
ECMO 運転に肺動脈カテーテルを併用する施設は少なからずあります．
**「VV ECMO において低酸素血症（SaO₂ 低値）であっても細胞内は酸欠
でない状況をつくりだす」** ために活用します．

　脱血カテーテル先端は，通常，下大静脈や右房に位置します．よって，
脱血カテーテル先端酸素飽和度は SvO₂ に近い値ですが，あくまで下大静
脈の値であり，下半身の酸素需給を反映します．SvO₂（肺動脈）や ScvO₂

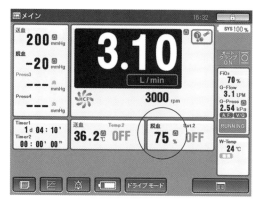

図5　**ECMO コンソール画面**
脱血カテーテル先端酸素飽和度 75% が表示される（赤丸）.
mera 遠心ポンプ血液システム．泉工医科工業．

JCOPY 498-16622

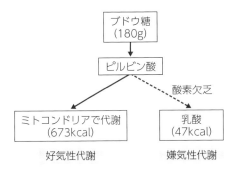

図6 ブドウ糖の好気性代謝と嫌気性代謝
乳酸にもカロリーがあり栄養となる. 酸素がない
状況で生き抜こうとする仕組みと考えられる.

（上大静脈）とは測定部位が違うことに注意が必要です.

乳酸とは？

　$ScvO_2$・SvO_2 に代わって大スターとなったのが，乳酸（lactate: Lac）
です. 筆者も大好きです.
　酸素がある時，ブドウ糖は好気性代謝されますが，酸素が欠乏するとピ
ルビン酸の分解による嫌気代謝が起こり乳酸が産生されます **図6**.
　まさに**乳酸値は低酸素症（組織の酸欠）を反映します**.

乳酸値測定は重症患者管理において非常に重要

　例えば，心臓なら CPK・CPK-MB・トロポニン T など，肝臓なら
AST・ALT・Bil など，腎臓なら BUN・CRE など臓器に応じてパラメー
ターとなる項目があります. 臓器別に検査を解釈する癖がついています.
　ブドウ糖を酸素でうまく分解しエネルギーをうまくつくれるか？ はエ
ネルギー代謝と言えます. 従来，エネルギー代謝はどうなっているか？
などあまり関心を持たれませんでした.
　地震などで発電所がダメになると，どのような優秀な工場であってもす
べて操業できなくなります. 突き詰めて考えると，エネルギー代謝は各種
臓器よりはるかに重要です.

エネルギー代謝の障害は，生化・CBC といった一般的な血液検査ではわかりません．

教えてくれるのは，Lac と SvO_2 のみです．もちろんこれらだけで判断するのではなく，代謝がうまくいかないと代謝性アシドーシスが進行し，酸血症（pH 低下）になり，皮膚血流が低下し（皮膚湿潤，皮膚網状斑：mottling），意識レベルが低下し……など，さまざまな所見を合わせて判断します．

乳酸値とトレンド

Lac は重症度の指標となりますが，絶対値だけではなくトレンドが大切です．

原因不明のショック患者であっても，「原因はわからないけれど，Lac が少しずつ低下する」というケースは助かる場合が多いですし，「原因はわからないけれど，Lac が少しずつ上昇する」といったケースでは，何かキーとなる治療をしない限り，確実に死を迎えることになります．絶対値としては，10mmol/L を超えていると相当やばいです．

敗血症ガイドラインにおける Lac

さまざまに推奨され実際役に立つことから，敗血症管理において Lac を指標とする ELGT（early lactate-guided therapy）なる言葉がはやりました．早期から「乳酸値様」に導いていただく治療です．

敗血症および敗血症性ショックの新しい定義（Sepsis-3）[2]

敗血性ショックの診断基準「十分輸液したにもかかわらず，平均血圧を維持するために血管収縮薬を必要とし，**かつ**，Lac 2mmol/L（18mg/dL）を超える」

国際敗血症ガイドライン 2016[3]

「組織灌流障害の指標である Lac が上昇している患者には，Lac の正常化を図る蘇生治療をすることを提案する（弱く推奨，エビデンスレベル低）」．

Surviving Sepsis Campaign hour -1 bundle[4]（2018 update）

敗血症に対して最初の 1 時間でやるべきこと

JCOPY 498-16622

- ・Lac を測定する．Lac＞2mmol/L であれば再検する（弱く推奨）
- ・抗菌薬を投与する前に血液培養を行う（best practice）
- ・広域抗菌薬を投与する（強く推奨．エビデンスレベル中）
- ・低血圧 or Lac≧4mmol/L に対して，晶質液 30mL/kg の急速投与を開始（強く推奨，エビデンスレベル低）
- ・輸液負荷により平均血圧≧65mmHg を維持できなければ昇圧薬を投与する（強く推奨，エビデンスレベル中）

　「Lac＞2mmol/L はおかしいと思いなさい．Lac≧4mmol/L で強力に介入しなさい」というメッセージです．

乳酸値は重症患者以外あるいは嫌気性代謝以外でも上昇する [5)]

　肝障害（肝臓は Lac 代謝の半分を担う），けいれん（代謝亢進），薬剤性（アドレナリン，メトホルミンなど），全身けいれん（代謝亢進）などでも Lac は上昇します．

　安静を保った健康なヒトの Lac を測定すると，0.7〜2mmol/L 程度あります．Lac は嫌気性代謝の反映と単純に言えず，嫌気性代謝を経ない経路があり 1.5mol/日も産生されるとされます．すなわち，筋肉・脳・腸管・皮膚・赤血球などの臓器が Lac を産生することが関係しており，肺も有力な Lac 産生臓器です．実際，肺葉切除術後患者において，手術終了数時間後に一過性に Lac が 4mmol/L 近くに上昇することはしばしばありますが，その後減少します．筆者は Lac マニアなので，そういった数値を楽しんで観察しています．

　スポーツ科学において Lac の上昇は無酸素運動を反映すると考えられてきました．

コーチ「なんだ，この Lac は．お前は一所懸命やっていると言うけれど，4mmol/L を超えていないじゃないか．追い込みが足りない．もう一周だ．」

といった具合に，あるいは逆にオーバートレーニングを抑える数値として，Lac は活用されます．簡易血糖測定装置に似た装置が利用され，どこでも測定できます．Lac 2mmol/L 以上は安静時以上に上昇したレベル，

4mmol/L 以上は最大運動を行ったレベルとされ，トレーニング負荷強度の指標とされます．4mmol/L は血中乳酸蓄積開始点（OBLA: onset of blood lactate accumulation）と呼ばれます．敗血症管理と同じく 4mmol/L が重視されることは興味深いです．近年，「Lac は疲労物質というとらえ方は単純すぎる」とされます．骨格筋に蓄積された Lac は再びエネルギー源として骨格筋に活用される説（乳酸シャトル説）も提唱されています．

SvO₂ アンド 乳酸値の解釈 図7

　SvO₂ 測定は廃れたことを先に紹介しました．光るカテーテルを用いなくても，中心静脈カテーテルから採取した血液を測定すれば SvO₂ 測定は可能です．医療コストに厳しい海外においては，SvO₂ 全盛時代においても，光るカテーテルを用いず中心静脈カテーテルから逆流した血液から測定する方法が積極的に用いられたようです．Lac 解釈に悩んだ時は積極的に測定しましょう．ただし，SvO₂ は透析患者において解釈に注意が必要です．高流量シャントを，特に上腕に持つ患者において，動脈血がシャントを通じて直接静脈に流入します．よって，SvO₂ は普段から高値である可能性を念頭におかなければなりません．超重症患者において各種臓器を血流がバイパスするようになった場合においても同様です．肝硬変患者も同様です．そもそも肝臓における Lac 処理が低い上に，硬い肝臓を血液がバイパスするからです．

　SvO₂ は動脈血酸素飽和度・Hb 濃度・心拍出量・組織酸素消費量の4要素の影響を受け，Lac はさらに多くの因子が影響します．SvO₂ は組織の酸欠で低下，Lac は組織の酸欠で上昇すると言えるほどクリアカットではありません．それを前提とした上で，SvO₂ と Lac を活用できると，重症患者管理能力が著しく上昇します．

a　正常な状態
　SvO₂ 正常値，Lac 正常値であれば，おそらく酸素代謝に問題はありません．
b　通常の敗血症や心不全などによるショック
　素直に SvO₂ 低値，Lac 高値となります．

JCOPY 498-16622

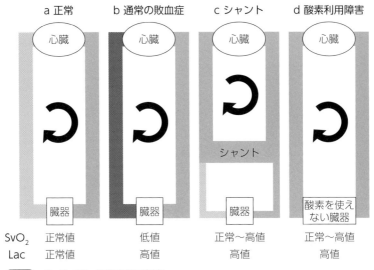

	a 正常	b 通常の敗血症	c シャント	d 酸素利用障害
SvO₂	正常値	低値	正常〜高値	正常〜高値
Lac	正常値	高値	高値	高値

図7 SvO₂ アンド乳酸値の解釈

c 超重症患者において各種臓器を血流がバイパスするようになった状況
（シャント）

　動脈血が各種臓器を通らず右心系に戻るため SvO₂ 正常〜高値を示します．一方，各種臓器は酸素供給を受けないので Lac は上昇します．

d 酸素利用障害（➡ p.89）

　超重症患者において各種臓器において酸素の取り込みすらできなくなった状況です．

　酸素が各種臓器細胞に取り込まれないので，酸素が消費されないまま血液が全身を巡ります．よって，SvO₂ 正常〜高値を示します．一方，各種臓器は酸素を取り込めないので Lac は上昇します．

　cとdは，同じ SvO₂ と Lac 変動パターンですが，メカニズムはまったく違います．

　SvO₂ 低値，Lac 正常値というパターンがしばしばあります．SvO₂ は動脈血酸素飽和度・Hb 濃度・心拍出量・組織酸素消費量の4要素で成り立ちます．4要素のどれに問題があるか検討しなければなりませんが，筆者の経験としては，心拍出量の影響，すなわち動脈血酸素飽和度・Hb 濃

度・組織酸素消費量は比較的保たれているが心不全がある時にみられます．もちろん，心不全がさらに進行すると，Lac も上昇します．

また，SaO_2 低下がなく **SvO_2 が大幅に急降下する時，原因として大量出血（動脈からの活動性出血）から考えるのがセオリー**です．SvO_2 の 4 要素のうち，Hb 濃度・心拍出量が影響を受けるからです．

【参考文献】
1) Dellinger RP, Levy MM, Rhodes A, et al. Surviving sepsis campaign: international guidelines for management of severe sepsis and septic shock: 2012. Crit Care Med. 2013; 41: 580-637.
2) Singer M, Deutschman CS, Seymour CW, et al. The third international consensus definitions for sepsis and septic shock (Sepsis-3). JAMA. 2016; 315: 801-10.
3) Rhodes A, Evans LE, Alhazzani W, et al. Surviving sepsis campaign: international guidelines for management of sepsis and septic shock: 2016. Crit Care Med. 2017; 45: 486-552.
4) Society of Critical Care Medicine ウェブサイト https://www.sccm.org/News/2018/Surviving-Sepsis-Campaign-Update（2020 年 4 月 26 日閲覧）
5) Hernandez G, Bellomo R, Bakker J. The ten pitfalls of lactate clearance in sepsis. Intensive Care Med. 2019; 45: 82-5.

JCOPY 498-16622

VV ECMO の血行動態の問題点を考える

　　Chapter 11・12 に多くのページを要しました．しっかり理解してください．すべては chapter 13・14 を理解するためです．

　　まずは **VV ECMO 運転において常に意識しなければならない 2 つの言葉**です．

脱血不良

> **CRRT（CHDF など）用血液浄化カテーテルを挿入する若手医師への筆者の口癖**
> カテーテル動脈側・静脈側両方に 10〜20mL シリンジをつけ，スムーズな脱血・送血ができることを確認するんやで〜．手動でスムーズに脱送血ができない時には運転を開始してもムダやで〜．手動で脱血できないのに，合計数メートル距離があるカテーテル・回路を介して届いた血液をローラーポンプでゴシゴシしてつくる血液ポンプ圧で脱血できるわけがないやろ〜．頑張ってカテーテルを微調整して「血をよくひける奇跡の場所」を探すんやで〜．

　　若手医師は，カテーテルを無事に挿入することに精一杯です．多くの医師にとって，中心静脈カテーテルと血液浄化（体外循環）カテーテルは同じジャンルであり，中心静脈カテーテルと同じ感覚で留置されます．「中心静脈カテーテルのテキスト通り気管分岐部に先端がある（このメルクマールであればカテーテル先端が上大静脈高位となる）」ことが重視されがちです．しかし，中心静脈カテーテルになく，体外循環カテーテルにある役割として脱血があります．脱血は生易しくありません．脱血不良の繰り返し⇒回路の閉塞⇒頻回の回路交換となりがちです．筆者が CRRT の順調な運転のために最も心がけているのは，「脱血良好な部位に血液浄化カテーテル先端をおく」です．そのためには，内頸静脈経由で挿入した

血液浄化カテーテルであれば,「やや深く」「右房近くに」先端をおかざるを得ないことが多いです.それを心がけ,あるいは指導するようになってから,脱血不良が減少し,ひいてはCRRT回路寿命が著しく延びるようになりました.

CRRTの血液流量(当然脱血流量でもある)は,100〜150mL/分です.実際には100mL/分でも脱血不良に悩まされる時がしばしばあり,60〜80mL/分に落とさざるを得ません.それに対してECMOの血液流量は3L(3000mL)/分を超えます.もちろん,用いるカテーテル径が桁違いであり単純比較はナンセンスです.しかし,CRRTの血液流量ですら,脱血は陰圧を生じさせるためカテーテル先端が静脈壁に接着する現象に悩まされ,スペースが広く血液が多い右房に先端を近づけざるを得ません.はるかに太いECMO脱血管は先端が右房に近い,あるいは右房内にあるほうが有利です.

脱血がスムーズであるかは,単にポンプによる血液流量を確保する視点だけではありません.
- 脱血不良により回路内に陰圧が生じますが赤血球は陽圧に比して陰圧に弱く溶血しやすい.
- 脱血不良に対抗して血液流量を稼ぐためにポンプ回転数を上げるとポンプ寿命に影響する.
- 高回転ポンプは熱を持ち回路内血栓を形成する⇒人工肺に目詰まりを起こし人工肺の寿命を短くする.

などがあげられます.

VV ECMOに限らず,VA ECMO,CRRT(CHDFなど)などの体外循環を安定的に運転するための最大ファクターは,**脱血が良好であるか?** であることは常に意識しましょう.

リサーキュレーション(recirculation, 再循環) 図1

送血管と脱血管先端をすぐ近くで向かい合せた状況を考えてみましょう.右房付近に位置するので周囲は静脈血であり,人工心肺ポンプの送血よりはるかに遅くダラダラ流れています.

送血管からすごいスピードで血液が吐き出され,脱血管から同じスピードで血液が吸い込まれます.

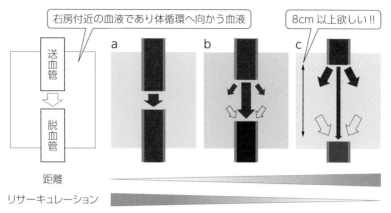

図1 送血管～脱血管距離とリサーキュレーションの関係

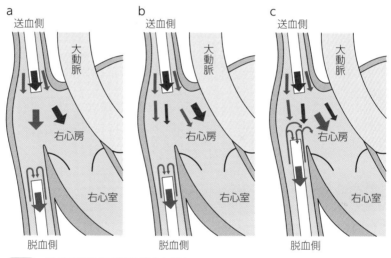

図2 VV ECMO における脱血と送血

　送血管～脱血管距離＝小であれば，ほぼすべてが送血管⟹脱血管することは想像に難くありません **図1a**．しかし，これでは患者の静脈血に酸素を与える ECMO の役割ゼロです．

　送血管～脱血管距離が大きくなると，送血は拡散し，あるいは周囲の静脈血が脱血管に吸い込まれます **図1b**．ある程度の効率を目指すには，送血管～脱血管距離が 8cm 以上必要とされます **図1c**．

VV ECMO の最大の特徴は，脱血部位の近くから送血することです **図2**．人工肺を通りきれいになった送血が100%右心房に流れさらに肺循環⟹体循環と流れてくれれば理想です **図2a**．しかし，それほど甘くありません．

脱血管先端～右房距離 大 （脱血管先端が下大静脈） **図2b**

- リサーキュレーション率は相当抑えられます．しかしゼロにはなりません．
- 脱血は陰圧であり，下大静脈が虚脱し脱血困難に陥りやすいです．特に血管内容量が少ない時，顕著となります．

脱血管先端～右房距離 小 （脱血管先端が下大静脈右房接合部 or 右房） **図2c**

- 送血管先端～脱血管先端が非常に近くリサーキュレーション率は高いです．
- 下大静脈に比して，右房ははるかにスペースが大きく脱血はイージーです．右房穿孔などのリスクがあります．

カテーテル先端を右房に位置することが警戒される理由[1]

　上半身や頸部から挿入された中心静脈カテーテル先端は気管分岐部下端より高位に位置するのが現在のゴールデンスタンダードです．文献1でたっぷり解説しました．参考にしてください．

　右房や上大静脈下端は心臓の鼓動により常に大きく動き続けます（**図3b, c** ↔）．また，カテーテルから濃厚あるいは刺激性の強い薬剤が注入される時もあります．右房や上大静脈は薄い組織であり，カテーテル先端から物理的・化学的刺激が継続することにより穿孔することがあります．

　心臓は心膜により保護されます．壁側心膜は非常に強固です．カテーテル先端が右心房を穿孔⟹心膜腔に血液や滲出液が流入⟹心タンポナーデ（心膜腔が拡大・心臓を圧迫）⟹発見が遅れると死となります．上大静脈右房接合部から3cm程度の部位に心膜起始部があることがミソです **図3a**．仮にカテーテルが血管壁を損傷しても，この部位より頭側であれば心タンポナーデは起こりません．よって，中心静脈カテーテルの上記ゴールデンスタンダードが提唱されました．ガイドワイヤーや細いカテーテルによる心膜起始部よ

JCOPY 498-16622

り頭側の穿孔であれば「気づかない」可能性すらあります．しかし，強力な抗凝固を使用し非常に太いカテーテルを使う ECMO においては，どこの血管を損傷しても致死的となり得ます．

　ECMO や CRRT において，上記ゴールデンスタンダードをそのまま当てはめることは難しいです．輸液を一方向に入れるだけでよい中心静脈カテーテルと異なり，脱血する役割があり，脱血目的には右房に近ければ近いほうがよく，右房内に先端があることが理想的だからです．「穿孔が怖いので浅めにカテーテルを位置しましたが，脱血不良でお亡くなりました」など許されるはずがありません．

　よって，ECMO 運転に携わる多くのエキスパートは「俺は脱血管先端を右房もしくは右房近傍におく」と言います．ただし，リスクを最小限とすべく努力しなければなりません．血管壁とカテーテルが平行であることや，右房壁に対して角度を持たずにカテーテル先端があることが重要です 図3b ．

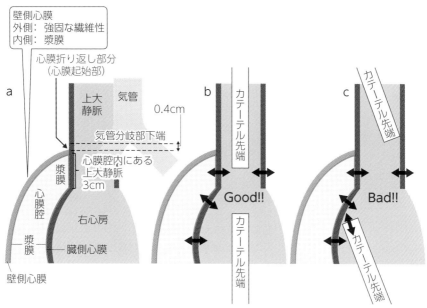

壁側心膜
外側：強固な繊維性
内側：漿膜

心膜折り返し部分
（心膜起始部）

a

上大静脈

気管

0.4cm

気管分岐部下端

心膜腔内にある
上大静脈
3cm

漿膜

心膜腔

右心房

漿膜

臓側心膜

壁側心膜

b

カテーテル先端

カテーテル先端

Good!!

c

カテーテル先端

カテーテル先端

Bad!!

図3 　カテーテル先端の注意点

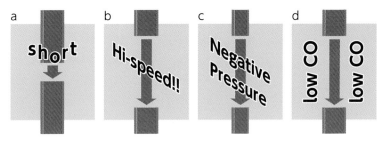

図4 リサーキュレーションが多くなる原因

リサーキュレーションが多くなる原因 [2, 3] 図4

　VV ECMO は 3~4L/分もの流量で運転します．ヒトの循環血液量を5L とすると，それに匹敵する量の血液を抜いて入れているのです．普段意識しませんが，すごいスピードです．一方，右房や下大静脈は静脈系であり，多量の血液がダラダラ流れているゾーンです．言わば，普通列車の間を新幹線が駆け抜けているイメージです．

① 脱血管と送血管が近すぎる 図4a

② ECMO 血液流量（脱送血量）が大きすぎる 図4b 図5

　VV ECMO 運転中，動脈血酸素飽和度を上昇させるために，ECMO血液流量を上げると，逆に低下することがしばしばあります．周囲の遅い血液を無視して，ECMO 送血は脱血管を目指して直進してしまうのです．①があると，②は起こりやすくなります．

③ ECMO 流量に対して脱血管が細い 図4c

　脱血管が細い時，ポンプを高回転に設定し対処しますが，脱血管先端の陰圧が強くなり，送血を吸い込みやすくなります．

④ 低心拍出量 図4d

　ECMO がいくら頑張って右房近辺に酸素を供給しても，それを心臓が協力して，右心系⇒肺循環⇒左心系と流してくれなければ意味がありません．脱血管~送血管の酸素濃度が上昇するだけです．酸素が多い血液が脱血管に流入する＝リサーキュレーションです．組織への酸素供給の3要素の1つが心拍出量でしたよね（➡ p.86）．同様に，右心系から左心系へ酸素を運ぶために心拍出量は重要なのです．よって，カテコールアミンなどを使って心拍出量を増加させるか，VA ECMO へのスイッチを検討します．

JCOPY 498-16622

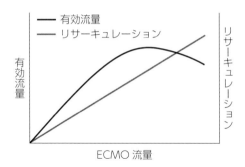

図5 ECMO 流量と有効流量・リサーキュ
レーションとの関係
文献 2 より引用

　これら以外に，頭や首の角度，体位，胸腔・心・腹腔内圧など様々な
ファクターが関与します．よって，リサーキュレーション率は日々変化し
続けます．予測もできないとされます．

VV ECMO の血行動態

　経皮的にカテーテルを 2 本挿入するスタイルがポピュラーです．1 本挿
入するスタイルもあります．3 本挿入するスタイルは紹介しません．
　VV ECMO は静脈系から脱血し静脈系に送血します．
① 大腿静脈脱血 ―― 内頸静脈送血　**図6**
　ECMO に関わる医師の国際団体である ELSO（Extracorporeal Life
Support Organization）が出すガイドライン[4]において推奨されていま
す．日本で最も用いられるスタイルです．
脱血管　大腿静脈経由で挿入し，先端を下大静脈 **図6b** または右房
（下大静脈右房接合部）**図6c** におきます．
送血管　右内頸静脈経由で挿入し先端を右房接合部付近におきます．
・脱血管先端が下大静脈にあれば，リサーキュレーション率は下がりま
　す．上大静脈右房接合部付近から放たれた血液は，さすがに下大静脈内
　に入りづらいです．一方，脱血不良が起こりやすいとされるスタイルで
　す **図6b**．
・脱血管先端が右房に近づくほど，リサーキュレーション率は上がりま
　す．一方，脱血は良好になります **図6c**．

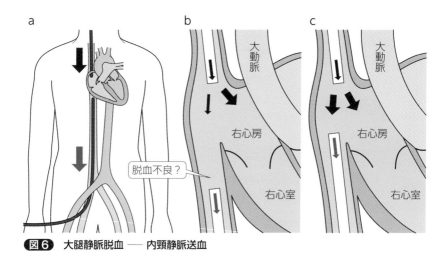

図6 大腿静脈脱血 —— 内頸静脈送血

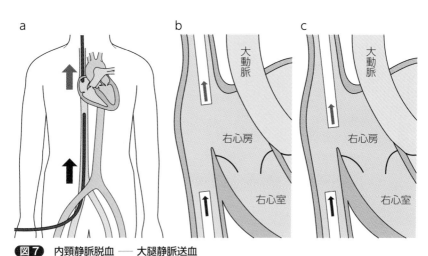

図7 内頸静脈脱血 —— 大腿静脈送血

　結局，脱血管先端を右房近くに位置する施設が多いのではないでしょうか．先端が右房にあれば，脱血は良好ですが，リサーキュレーション率は上がります．時に恐ろしいほど（＞50%）上がります．

② 内頸静脈脱血 —— 大腿静脈送血　**図7**

　VV ECMO のメッカ，カロリンスカ大学で用いられており，日本においても VV ECMO 先進施設の一部で採用されるようです．

JCOPY 498-16622

脱血管　内頸静脈経由で挿入し，先端を右房 **図7c** におきます．
送血管　大腿静脈経由で挿入し，先端を下大静脈におきます．

内頸静脈の径＞大腿静脈の径であるので，内頸静脈経由で非常に太い脱血管を挿入できます．また，大腿静脈経由

> **ポアズイユの法則**
>
> $$流量＝\frac{\pi \times 管の両端の圧力差 \times 半径^4}{8 \times 液体の粘度 \times 管の長さ}$$

で脱血管を挿入すると先端を右房近傍まで挿入せざるを得ず非常に長いアプローチですが，内頸静脈経由であれば距離が短いことも重視されます．ポアズイユの法則における半径が大きくなり管の長さが短くなるので，先端を右房に位置すれば莫大な量の脱血流量を稼ぐことができます．

　ただし，日本において販売される脱血管の有効長は総じて50cm程度あります（→ p.33）．海外にみられる有効長が20cm弱の製品は少ないです．有効長50cm程度の製品を使用すると，短い有効長の長所が失われるだけでなく，体外にカテーテルの全長の多くがあることになり，取り回しに苦労します．

③ 大腿静脈脱血 ── 大腿静脈送血

　挿入や回路の取り回しが楽です．リサーキュレーション率が非常に高く，流量確保も難しく，筆者はこのアプローチは悪手であると考えています．早期離床にも向かないとされます．

④ AVALON® ダブルルーメンカテーテル[5] **図8**

　カテーテル断面が2腔構造となっており，上方と先端に脱血孔，その間に送血孔を持ちます．**図8** をみると，ブラボーです．右内頸静脈経由で挿入します．

長所

・リサーキュレーション率が非常に低い．10%程度とも言われる．発売前の羊を用いた研究[6]では2%!!という報告も

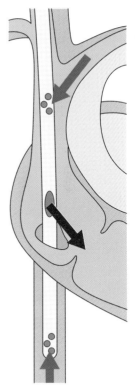

図8　AVALON ダブルルーメンカテーテル

ある.

- 頸部にある 1 本のカテーテルで脱送血できるので, 腹臥位など体位変換が容易となる, 患者の早期離床を進めやすい.

短所

- 非常に高価である.
- 位置決めが非常に難しく経食道エコーや X 線検査を用いなければならない.
- 位置がすぐにずれる⇒特に腹臥位など体位変換を行う度に上記検査を行わなければならない. 内頸静脈経由であるにもかかわらず, 挿入長が長いゆえに, 先端が肝静脈や右室に挿入といったトラブルがある.

警告
X 線装置, 経食道心エコー検査, 又は他の適切な方法で, カニューレが正しい位置にあることを常に確認すること. [正しい位置にない場合に, 過度の失血, 臓器損傷及び低酸素血症を引き起こすことがあるため.]
(AVALON ダブルルーメンカテーテル添付文書 2018 年 9 月版より引用)

　AVALON ダブルルーメンカテーテルはアメリカで 2008 年に発売されました. ECMO 通の間で「早く使用したい」と話題になることが多かったです. 2018 年にようやく承認されました. メーカーの講習会を受けた施設限定であり, 販売価格 30 万円近くと非常に高額であることから（おそらくその大半が「持ち出し」となる）, 現時点での日本での臨床使用は限定的であるようです.

高リサーキュレーションの気づき

　リサーキュレーション率は以下の式で計算できます. 分母の送血回路酸素飽和度は 100% であるはずです.
　30% なら御の字です. 50% 程度まで許容せざるを得ないことが多いです.

$$リサーキュレーション率＝\frac{脱血回路酸素飽和度－SvO_2}{送血回路酸素飽和度－SaO_2}×100$$

- 脱血側の回路の色が鮮やかな赤色（送血側回路と同じ色）であったら, リサーキュレーション率は高いです.

JCOPY 498-16622

- 通常，脱血管先端にセンサーがついており，ECMO 装置画面にその部位の酸素飽和度が表示されます（➡ p.94）．先端が下大静脈の混合静脈血酸素飽和度ということになります．VA ECMO であれば，素直に数値を解釈できます．ただし，VA ECMO は下半身付近に送血し下半身付近で脱血しているので，下半身付近の酸素需給バランスを反映します．VV ECMO センサー部位（脱血管先端）に，送血管からの送血が当たると，異常高値を示します．

低リサーキュレーション優先 or 良好な脱血優先

　　低リサーキュレーションを優先させるか，良好な脱血を優先させるかは，トレードオフ（一方を優先させるともう片方が犠牲になる，あちらを立てればこちらが立たない）の関係にあります．

　　低リサーキュレーションを優先させると，動脈血液ガスの酸素飽和度は良好になります．しかし，脱血不良に悩まされるかもしれません．

　　難しいのは，リサーキュレーション率も脱血状況も日々変化し，体位変換その他の影響を受けます．予想もできません[4]．

　　低リサーキュレーションを重視するか，良好な脱血を優先するか，施設により考えざるを得ません．

脱血不良への対処方法 表1

① 循環血液量増加（輸液負荷）

　　VV ECMO，VA ECMO のいずれも脱血不良により著しく運転が困難であれば，迷わず輸液負荷をします．ECMO のストップ＝不幸な転帰となりかねません．しかし，安易に輸液負荷を続けると，あっという間に体重＋10kg といった状況になります．患者肺も wet になります．

② 遠心ポンプ回転数アップ

　　遠心ポンプの回転数を上げることにより，ある程度，血液流量を確保できるかもしれません．VV ECMO は長期戦です．血液は陰圧に弱いです．脱血パワーを増強すると溶血するかもしれません．ECMO のエンジンである遠心ポンプをいたわりながら運転したいです．高回転連続運転になれば，遠心ポンプに負担がかかります．これらの影響が，血液へも負担をか

表 1　VV ECMO 運転中の低酸素血症の評価と管理

問題	原因
ECMO 流量の低下	血管内容量不足，回路の折れ，巨大塞栓による回路・人工肺・カテーテルの閉塞，カテーテルの位置異常，心タンポナーデ，緊張性気胸
人工肺後回路血液が十分に酸素化されていない	人工肺能力低下，送気ガス供給の偶発的な停止（パイピング外れなど）
リサーキュレーションの増加	ECMO 流量が高すぎる，ECMO カテーテルの位置が不適切，低心拍出量，血管内容量不足
心拍出量増加	敗血症，強心薬
酸素消費量の増加	不十分な鎮静，けいれん，発熱
新たに出現 or 増悪する肺の問題	気管チューブの位置異常（片肺挿管，事故 or 自己抜管），気胸，無気肺，肺浸潤影の悪化，肺水腫，血胸，肺胞出血

管理
・原因への対処（上記参照）
・送気ガス酸素濃度が 100％であるか確認
・ECMO 流量を増やす．リサーキュレーションが疑われるなら，ECMO 流量を減らすと全身の酸素化が改善するかもしれない
・一時的に人工呼吸器の酸素濃度を上げる
・腹臥位や NO（一酸化窒素）吸入といった補助療法を検討する
・クーリングや筋弛緩薬投与により酸素消費量を減らす
・前負荷やカテーテルの位置を最適化したにもかかわらず十分な ECMO 流量を確保できないのであれば，ECMO カテーテルの追加を検討する（脱血管を増やす）
・例外的な状況において，PaO_2 45mmHg・SaO_2 85％ といった低い目標を許容する
・酸素供給を増やすためにヘモグロビン濃度の目標値を高くし，赤血球輸血を検討する
・人工肺の追加を検討する（人工肺を並列で使用する）

文献 7 より引用．一部筆者が改変，補足．「例外的な状況において，PaO_2 45mmHg・SaO_2 85％ といった低い目標を許容する」はこの著者のポリシーであり，VV ECMO において PaO_2 45mmHg・SaO_2 85％ は例外的ではない．

け，線溶系への影響が血栓形成に関与するかもしれません．そうなれば，人工肺寿命にも関係します．たかだか数日の cardiac ECMO では問題とならなくても，はるかに長い運転期間となる respiratory ECMO では問題となります．様々な医療行為を愛護的に行わなければなりません．

③ 脱血カテーテル先端位置の移動

　VV ECMO に用いる脱血カテーテルは径が非常に太いです．最初に浅く位置し，脱血不良に悩まされた時，押し込むことにより静脈損傷や右房穿孔を合併する可能性があります．特に，深くしたいのであれば，原則，

血管造影室に移動し透視下で行います．経食道エコーのテクニシャンがい
るのであれば，ベッドサイドでも可能かもしれません．

【参考文献】
1）小尾口邦彦．ER・ICU 診療を深める 2 リアル血液浄化 Ver.2. 中外医学社:
   2020.
2）Abrams D, Bacchetta M, Brodie D. Recirculation in venovenous
   extracorporeal membrane oxygenation. ASAIO J. 2015; 61: 115-21.
3）Extracorporeal Life Support Organization (ELSO). Identification and
   management of recirculation in venovenous ECMO. https://www.elso.
   org/Portals/0/Files/ELSO_Recirculation_guideline_May2015.pdf（2020
   年 4 月 28 日閲覧）
4）Extracorporeal Life Support Organization (ELSO). Extracorporeal Life
   Support Organization (ELSO) Guidelines for Adult Respiratory Failure
   v1.4. https://www.elso.org/Portals/0/ELSO%20Guidelines%20For%
   20Adult%20Respiratory%20Failure%201_4.pdf（2020 年 4 月 28 日閲覧）
5）Kuhl T, Michels G, Pfister R, et al. Comparison of the avalon dual-lumen
   cannula with conventional cannulation technique for venovenous
   extracorporeal membrane oxygenation. Thorac Cardiovasc Surg. 2015;
   63: 653-62.
6）Wang D, Zhou X, Liu X, et al. Wang-Zwische double lumen cannula-
   toward a percutaneous and ambulatory paracorporeal artificial lung.
   ASAIO J. 2008; 54: 606-11.
7）Vuylsteke A, Brodie D, Combes A, et al. ECMO in the adult patient (core
   critical care). Cambridge University Press; 2017.

低 SaO$_2$ 許容と lung rest

どの程度まで低い動脈血酸素飽和度（SaO$_2$）を許容するか？

　低リサーキュレーション率が好ましいと言ってもリサーキュレーションは避けられません．

　また，筆者は良好な脱血こそが，ECMO の安定運転の律速段階と考えています．右房脱血を重視すれば，リサーキュレーション率は上がります．

　VV ECMO において，リサーキュレーション率が高い⟹静脈血が大量に ECMO 送血に交じり肺循環を経て体循環に送られる です．絵雲君の成績表を思い出してください．少しでも静脈血が動脈血に交じると，SaO$_2$ は著しく低下します．

SaO$_2$ ＜ 90%をみると不安で仕方ないけれど……

　われわれ医療者は SaO$_2$ ＜ 90%などみると，不安で仕方ないです．入職時から叩き込まれたパニック値です．

　しかし，VV ECMO においては，**SaO$_2$ 80%台が通常運転**です．パニック値における VV ECMO 運転がなぜ許されるのか考えてみましょう．

SaO$_2$ は収入にすぎない

　家計簿診断を思い出してください（➡ p.88）．収入だけで家計簿診断は絶対にできません．よって，SaO$_2$ ＜ 90%は，収入が少ないことを意味しますが，それだけで家計簿が不健全かはわかりません．

　Chapter 11 において，「動脈血酸素飽和度は大切であるものの，ヘモグロビン濃度が保たれているなら例えば SaO$_2$ 95%：90%：85% ＝ 酸

素含有量 95：90：85 であること，すなわち大して変わらないこともしっかり理解しましょう」と書きました．これは事実なのですが，「だから SaO_2 85％は安心なんだ!!」というほど甘くはありません．SaO_2 は収入について語っているにすぎないからです．

なぜ SaO_2 80％台であっても問題ないか？

このテーマを説明するために，多くの成書において，「正常状態における酸素運搬能（DO_2: delivery of oxygen）の計算式は……」と複雑な式を用いて解説されます．

筆者は苦手なので，もう少しイージーに考えるようにしています．

酸素の家計簿シミュレーション

> **国際敗血症ガイドライン 2016（SSCG2016）[1]**
> 心筋虚血，重篤な低酸素症，急な出血などで考慮すべき状況にない成人には，ヘモグロビン濃度が 7g/dL 未満になった場合のみ，赤血球の輸血を推奨する（強く推奨，エビデンスレベル高）

今や，敗血症性ショックの定義とは，酸素需要＞酸素供給であることを紹介しました（➡ p.89）．敗血症管理とは，「細胞内の酸素は足りているのか？」です．そのような細胞内酸素不足が危惧される敗血症ですら，考慮すべき状況がなければ「ヘモグロビン濃度（Hb）が 7g/dL 以上あればいいよ」とガイドラインは言っています．

よって，酸素需給バランスが正常である最低限ラインとして Hb 7 g/dL，SaO_2 95％を基準として以後考えます．

Hb と SaO_2 を変化させて検討します．

動脈血酸素含有量 ≒ 1.34×Hb×SaO_2/100 でしたよね（➡ p.78）．

もちろん

静脈血酸素含有量 ≒ 1.34×Hb×SvO_2/100 です．

また，究極の静脈である混合静脈血酸素飽和度（SvO_2）の正常値は 65％以上でした（➡ p.90）．

Hb 7g/dL				Hb 10g/dL				Hb 15g/dL			
SaO$_2$	⇒	SvO$_2$	較差	SaO$_2$	⇒	SvO$_2$	較差	SaO$_2$	⇒	SvO$_2$	較差
95	⇒	65	2.81	95	⇒	65	4.02	95	⇒	65	6.03
90	⇒	65	2.35	90	⇒	65	3.35	90	⇒	65	5.03
85	⇒	65	1.88	85	⇒	65	2.68	85	⇒	65	4.02
80	⇒	65	1.41	80	⇒	65	2.01	80	⇒	65	3.02
75	⇒	65	0.94	75	⇒	65	1.34	75	⇒	65	2.01
70	⇒	65	0.47	70	⇒	65	0.67	70	⇒	65	1.01

背景が灰色部分は赤色部分を上回る
SaO$_2$・SvO$_2$ の単位：％，較差：動脈血と静脈血の酸素含有量の差（単位：mL/dL）

以後，動脈血と静脈血の酸素含有量の差を考えます．

基準値：Hb 7g/dL，SaO$_2$ 95%，SvO$_2$ 65%

酸素含有量の差（較差）＝ 1.34×7×（95−65）/100＝**2.81mL/dL**

表 1 背景赤色部分

Hb と SaO$_2$ による較差の変化の表をつくりました．**表 1 背景灰色部分**
は，先の 2.81 を上回る部分です．

よって，

Hb 10g/dL SaO$_2$ 90%，Hb 15g/dL SaO$_2$ 80% のほうが基準値よ
り酸素較差は上回ります．この較差が組織への酸素供給を反映します．厳
密には心拍出量をかけたものであるので，心拍出量が同じであれば，組織
への酸素供給量 Hb 10g/dL SaO$_2$ 90%，Hb 15g/dL SaO$_2$ 80% ＞
Hb 7g/dL SaO$_2$ 95% と言えます．

Hb 15g/dL であれば SaO$_2$ 80% でも問題ないのです．実際には，
SSCG2016 の Hb 7g/dL 記述も安全マージンを含んでいること，VV
ECMO 患者は安静を保たれていることや人工呼吸により組織酸素需要が
抑えられていることを考えると，もう少し低い SaO$_2$ 値でも問題ないので
す．

VV ECMO における SaO$_2$ 目標値

重症呼吸不全に対しての人工呼吸は常にジレンマをかかえます．重症呼
吸不全患者の生命維持のために開始されますが，人工呼吸自体が肺を傷害

する可能性があります．肺保護換気（低1回換気量，高 PEEP）なども試みますが，本質的に，人工呼吸は肺にとって毒です．高濃度酸素も肺を傷害します．

　VV ECMO は，人工呼吸を用いてもガス交換が維持できない状況で導入します．原疾患によっては回復が始まるのに1カ月以上かかります．その1カ月の間に，人工呼吸が肺機能にとどめを与えかねません．VV ECMO の最大のメリットは，患者肺を休ませることができることです（lung rest）．

　VV ECMO の弱点はリサーキュレーションです．リサーキュレーションをゼロにすることなどできません．「**細胞内が酸欠でなければ SaO₂ は通常より低くてよい**」と割り切らなければなりません．

ELSO ガイドライン[2]

　自己肺機能がない状態であっても，VV ECMO はすべての酸素需要に応えることができる．**SaO₂ は通常 80〜85％である．75〜80％もあり得る**．心拍出量とヘモグロビン濃度が保たれているなら，これで十分である（一部筆者が意訳）．

　貧血の合併があってはなりません．VV ECMO 運転中は Hb 15g/dL キープを目指す施設，もう少し低い Hb 値キープを目指す施設，次に述べる酸素需給バランスを考慮に入れて輸血を目指す施設など，様々です．いずれにしても，VV ECMO 長期運転において積極的な赤血球輸血は避けられません．

VV ECMO 運転中の酸素需給バランスのモニタリング

　通常であれば SaO₂ パニック値のもとで VV ECMO 運転を行うので，組織が低酸素症（➡ p.89）に陥っていないか，家計簿診断（モニタリング）しなければなりません．特に **SaO₂ 80〜85％ゾーンが許容されるのは，家計簿診断で問題がない時のみです**．「ELSO ガイドラインに SaO₂ 80〜85％で問題ない」とあるので「SaO₂ 80〜85％で問題ない」という世界ではありません．モニタリングにより低酸素症でなければ，SaO₂ 80％であっても「大丈夫，組織に酸素は届いている」と自信を持てます．

　モニタリングで重視されるのが，SvO₂ と血清乳酸値（Lac: lactate）

です.

SvO$_2$ 式（➡ p.92）を再掲します.

混合静脈血酸素飽和度（SvO$_2$）

● VA ECMO

一般的な SvO$_2$ の解釈を当ては
めて議論をすることができます[2]

$$SvO_2 = SaO_2 - \frac{組織酸素消費量}{1.34 \times Hb \times CO}$$

図1 SvO$_2$ 式
Hb: ヘモグロビン濃度, CO: 心拍出量

（➡ p.122）. そして，SvO$_2$ は酸素需給バランスの指標として優秀です.
SvO$_2$ 式の4要素（SaO$_2$，Hb 濃度，CO，組織酸素消費量）をどう料理
するか？ という視点で考えたいです（➡ p.92）.

● VV ECMO

脱血管先端につくセンサーで測定します. 先端 SvO$_2$ は，送血管からの
酸素を多く含む血液を脱血（リサーキュレーション）すると大幅に上昇し
ます. よって，VV ECMO 装置の SvO$_2$ が 75〜85%と高値を示したら，
酸素需給バランスが良好というより，リサーキュレーション率が高いと考
えます. SvO$_2$ 60〜65%以下は酸素需給バランスがやばい でよいと思い
ます. 組織への酸素供給不足です. やはり，SvO$_2$ 式の4要素（SaO$_2$，
Hb 濃度，CO，組織酸素消費量）をどう料理するか？ という視点で考え
ます.

その間の解釈（SvO$_2$ 60%台前半〜75%）は難しいです. 酸素需給コ
ンディションがよい可能性もあれば，組織への酸素供給不足＆リサーキュ
レーションの可能性もあるからです. 結局，VV ECMO の静脈血酸素飽
和度測定センサーの近くに送血管先端がある時点で，酸素需給バランスモ
ニターとしては「参考値扱い」，リサーキュレーションモニターとしては
優秀ということになります.

乳酸値（Lac: lactate）

Lac 上昇の原因は多くありますが（➡ p.97），重症患者の酸素需給バラ
ンスモニターとして重要です. Lac が正常値 2mmol/L 以下であれば，酸
素需給はまったく問題ないでしょう.

前額にセンサーを貼る近赤外線脳酸素モニター（NIRO, INVOS など）
は，頭蓋骨下の動脈血と静脈血双方を合わせた酸素飽和度を測定します.
酸素需給バランスを表すものではありませんが，近赤外線脳酸素モニター

JCOPY 498-16622

値が良好であれば一定の安心感を得られるのではないでしょうか.

スタッフへの教育の重要性

低酸素血症 SaO₂ が低下した状態
低酸素症 細胞内の酸素需給バランスが崩れている状態
でした（➡ p.89）．**低酸素血症であるが，低酸素症ではない状態を目指すのが VV ECMO の運転**です.

　SaO₂ が 90％以上ないと気持ちが悪い医療者が多く，当直医が勝手に VV ECMO 患者の人工呼吸器の酸素濃度を上昇させた!! といったエピソードが起こりがちです．Lung rest がリセットされます．Lung rest も「ただの休憩ではない!!」「肺を休ませるという最大の治療である」ことをスタッフに徹底しなければなりません．**心拍出量とヘモグロビン濃度が保たれているなら SaO₂ 80〜85％で十分**と教育しなければなりません.

ELSO ガイドライン [2]
　ICU のスタッフは SaO₂ が 90％に満たないと気持ち悪いであろう．組織酸素供給にまつわる教育が重要である．VV ECMO 運転中，人工呼吸器の設定や酸素濃度を上げたい誘惑に勝たなければならない（一部筆者が意訳）.

Lung rest 人工呼吸器設定

　「肺を休ませる」というものの，lung rest 設定値に関するエビデンスはありません.

　一般的に，PIP（peak inspiratory pressure）15cmH₂O，PEEP 5〜10cmH₂O，酸素濃度 30〜40％，呼吸回数 5 回/分程度とします.

　肺保護換気において high PEEP が重視されますが，先進施設において PEEP 5cmH₂O といった lung rest 設定がなされるようです．重症呼吸不全の人工呼吸において，固くなった肺が虚脱するのを high PEEP によって防ぎます．換気を続けるための設定です．VV ECMO においてはもはや換気は不要で肺の再生を待つ状態であり，PEEP も最小限とするのかもしれません．ELSO ガイドラインは P_{plat}＜25cmH₂O を強調してい

ます（P_{plat}: plateau pressure, プラトー圧＝肺胞にかかる圧）.

> **ELSO ガイドライン** [2]
>
> ECMO カテーテル挿入中, 高濃度酸素・人工呼吸器は高いサポート設定とする. ECMO における人工呼吸器管理のゴールは酸素濃度<40%とし, 肺へダメージとならない rest 設定（$P_{plat}<25cmH_2O$）とすることだ.

Lung rest への設定変更は, いきなりではなくゆっくり行います.

【参考文献】

1) Rhodes A, Evans LE, Alhazzani W, et al. Surviving sepsis campaign: international guidelines for management of sepsis and septic shock 2016. Crit Care Med. 2017; 45: 486-552.
2) Extracorporeal Life Support Organization (ELSO). Extracorporeal Life Support Organization (ELSO) guidelines for adult respiratory failure v1.4. https://www.elso.org/Portals/0/ELSO%20Guidelines%20For%20Adult%20Respiratory%20Failure%201_4.pdf（2020 年 4 月 28 日閲覧）

JCOPY 498-16622

VA ECMO と VV ECMO では SvO₂ の解釈が異なる

SvO₂ と心拍出量

SvO₂ の式 **図1** を参照しながら考えましょう.

4 要素 (SaO_2, Hb 濃度, 心拍出量, 組織酸素消費量) で構成されます. かつて酸素需給バランスなど重視されず, FloTrac などの連続 CO 測定装置がなかった時代, SvO_2 は CO の変化を反映する ($SvO_2\uparrow \Rightarrow CO\uparrow$, $SvO_2\downarrow \Rightarrow CO\downarrow$) と強調されました. すなわち, 当時 SvO_2≒連続 CO と認識されていました.

肺動脈カテーテル先端センサーによる SvO_2 測定は侵襲的であり, 挿管・人工呼吸・鎮静下の ICU や全身麻酔患者が主な対象でした. 「患者の SaO_2 は 100%近く, 出血はないので Hb は一定, 鎮静により不動患者の組織酸素消費量も一定」⇒残る項目は CO のみ⇒ SvO_2 は CO の変化を反映する とされたのです. その後, 連続 CO 測定機能がついた肺動脈カテーテルに代替わりし, 連続 CO と SvO_2 を同時に観察できるようになりました. 多くを観察しましたが, 「SvO_2 は CO の変化を反映」は, ややオーバーであると筆者は考えています. あくまで, [第 1 の意義] 酸素需給バランスの指標 (➡ p.90) であり, [第 2 の意義] CO 変化の議論をしたいのであれば他 3 要素の検討が必要です.

$$S_vO_2 = S_aO_2 - \frac{組織酸素消費量}{1.34 \times Hb \times CO}$$

$S_vO_2\uparrow$の原因
　$S_aO_2\uparrow$　Hb$\uparrow$　CO$\uparrow$　組織酸素消費量$\downarrow$
$S_vO_2\downarrow$の原因
　$S_aO_2\downarrow$　Hb$\downarrow$　CO$\downarrow$　組織酸素消費量$\uparrow$

図1 SvO₂ 式
Hb: ヘモグロビン濃度,
CO: 心拍出量

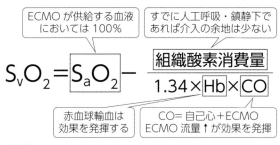

図2 VA ECMO（心機能が著しく低下時）における
　　　 SvO_2 式

自己心機能が著しく低い時はこの式に近い．自己心機能が改善すると，自己心からの拍出・酸素供給を計算に入れなければならないが，基本的には 4 要素が SvO_2 に関係する．

　また，ECMO 脱血管先端（通常下大静脈: IVC）で SvO_2 を測定しますが，ECMO（特に，重症心不全に対する VA ECMO）においては肺動脈カテーテル（肺動脈: PA）を併用する施設があります．肺動脈カテーテル先端においても SvO_2 測定ができます．というか，こちらが本来の SvO_2 です．本 chapter において，両者を区別する時，SvO_2（IVC）・SvO_2（PA）と表します．肺動脈カテーテルがあれば，自己心臓からの拍出量を測定できます．

VA ECMO（PCPS）の SvO_2 解釈　**図2**

　VA ECMO（PCPS）において，言わば，CO＝自己心拍出＋ECMO 流量です．
　自己心機能が著しく低い時，CO≒ECMO 流量です．
　自己心機能が回復すると CO＝自己心拍出＋ECMO 流量です．SvO_2 に，自己心・ECMO 双方からの拍出と酸素供給が関係します．
　VA ECMO は基本的に，下半身側の下大静脈から脱血し，下半身側の大腿動脈から送血します．よって，下半身側が優先的に酸素化される循環です（differential hypoxia）．SvO_2（PA）は素直に SvO_2 と解釈できますが，SvO_2（IVC）は下半身の酸素需給を主に反映している可能性があります．
　実際には，心機能が極度に低下～少し回復時期であれば，CO は VA

JCOPY 498-16622

ECMO に依存するので，SvO$_2$（IVC）は全身の酸素需給を反映します．ECMO 流量が減ると（ECMO による循環サポートが減ると），下大静脈にリターンした血液のみを脱血するようになるので，SvO$_2$（IVC）は下半身酸素需給モニターの性格を深めます．

VA ECMO 運転においては常に mixing zone の移動を意識しなければなりません．SvO$_2$（IVC）が良好であっても，脳への酸素供給が足りているかは mixing zone の位置に大きく依存します．脳の酸素化を評価し，SvO$_2$（IVC）が良好であっても lung rest 設定をゆるめて人工呼吸器の酸素濃度を上げるといった対応が必要となることがあります．

成書によりますが 65～70％以上が VA ECMO における SvO$_2$ の正常値です．

① 酸素需給バランス評価としての SvO$_2$

Lac と組み合わせて酸素需給バランス評価に積極的に利用します（➡ p.98）．

② SvO$_2$ が低い時

4 要素のいずれを改善させても SvO$_2$↑しますが，VA ECMO 供給血は SaO$_2$ 100％に近く，組織酸素消費量↓も容易ではありません．せっかく ECMO があり，まずは ECMO 流量↑でしょう．ただし，ECMO 流量↑⇒大動脈弁開閉の喪失，右心負荷といった所見があれば（➡ p.59），Hb 濃度上昇，すなわち赤血球輸血に頼らざるを得ません．

③ 心機能が極度に低い患者の SvO$_2$ 改善

VA ECMO 患者において，ECMO 供給血液が SaO$_2$ 高値キープ（SaO$_2$ 100％），Hb 濃度に大きな変化なし，患者の組織酸素消費量に変化はなさそう（これは推測しかできません）であれば，SvO$_2$↑は"素直に"心機能の改善ととらえることができます．ただし，SvO$_2$（PA）であれば疑念はありませんが，SvO$_2$（IVC）は，下半身だけの酸素化（differential hypoxia）でないか検討しなければなりません．

VV ECMO の SvO$_2$ 解釈 図3

VV ECMO に循環補助はありません．あくまで CO は自己心臓によるものです．

VV ECMO は，VA ECMO 以上に成書における SvO$_2$ 正常値の記載に

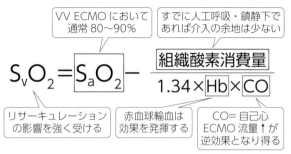

$$S_vO_2 = S_aO_2 - \frac{組織酸素消費量}{1.34 \times Hb \times CO}$$

- VV ECMO において通常 80～90%
- すでに人工呼吸・鎮静下であれば介入の余地は少ない
- リサーキュレーションの影響を強く受ける
- 赤血球輸血は効果を発揮する
- CO= 自己心 ECMO 流量↑が逆効果となり得る

図3 VV ECMO における SvO₂ 式

ばらつきがあります．以下は筆者の目安です．

$SvO_2 > 75～80\%$　リサーキュレーション率が高い
$75～80\% > SvO_2 > 60～65\%$　正常
$SvO_2 < 60～65\%$　組織低酸素症を疑う

●VV ECMO における基本対応

- SvO_2 低値⇒なんらかの原因で酸素需給バランスが崩れていると判断します．
  4要素のどれに介入できるのか？を考えます．Lung rest のために SaO_2↑ は狙えません．Hb↑ を狙う赤血球輸血は有効です．自己心機能が低いのであれば（CO↑を狙うのであれば），カテコールアミンの投与や増量，あるいは VA ECMO へのスイッチを考えなければなりません．もちろん，せっかくの ECMO であり，自己心機能が良好であれば，ECMO 流量↑ にトライします．酸素供給量が増え SvO_2 が改善する可能性があります．もっとも，すでに ECMO 高流量であれば，リサーキュレーション率が高くなるだけかもしれません（➡ p.106）．ここらへんが VV ECMO の悩ましいところです．

- SvO_2 高値⇒リサーキュレーション率が高い可能性があります．肺動脈カテーテルが併用されていれば，SvO_2（IVC）＞＞SvO_2（PA）となります．脱血管・送血管の位置の調整を検討します．筆者は，Lac が正常で代謝性アシドーシスの進行がなければ，経過観察もありと考えています．

JCOPY 498-16622

・SvO$_2$ 正常 $\Longrightarrow$ " 正常 " であることもあれば，高リサーキュレーション＆組織低酸素症もあり得ると筆者は考えています．Lac や代謝性アシドーシスの進行などと合わせて総合評価せざるを得ません．

● 低心機能

心機能が低い時，VV ECMO 送血が左心系へ流れづらい $\Longrightarrow$ VV ECMO が送血を自ら脱血 $\Longrightarrow$ 高 SvO$_2$ となり得ます．高リサーキュレーションの原因として，脱送血管の位置関係だけでなく低心機能があることをしっかり押さえましょう．低心機能によるリサーキュレーションであるのに，ECMO 流量↑するとさらにリサーキュレーション↑し，SaO$_2$↓や高乳酸値などの低酸素症所見が出るかもしれません．すでに一定の ECMO 流量があるのであれば，ECMO 流量↓したほうが状況は好転するかもしれません．いずれにしても，組織が低酸素症に陥ってないか評価することが最重要です．

VV ECMO 運転においても，SvO$_2$ は重要ですが，心機能が良好であっても解釈が難しいです．まして，低心機能患者における VV ECMO は運転が不安定なだけでなく，SvO$_2$ 評価も難しいことを踏まえた上で活用しましょう．

ECMO の導入と離脱

ECMO 導入場所

血管造影室で導入します.

ECPR（➡ p.3）においては，血管造影室で行う施設と ER で行う施設に大きく分かれます．ハイブリッド ER（血管造影室を持つ ER）であれば理想的です.

普通の ER で ECPR を導入することには議論があります.

筆者知人 循環器科医
「救急医は ECPR を ER で導入したがるけれど，PCI を生業（なりわい）とする僕らからしたら信じられない．大腿動脈経由で挿入したガイドワイヤー先端が，細かい枝動脈に迷入することなどざらにある．透視下であれば修正できるけれど，それを知らずに太いカテーテルを挿入すれば，血管穿孔⇒即死する可能性すらある．まあ，蘇生にはそのリスクもありという考えだろうけれど……，僕は ECMO を導入するということはそんなものではないと考える.」

血管造影室へのアクセス（ER からの距離のみならず協力関係も含めたアクセス）が良好であるかは，施設によって大きく差があります．また，アクセスがよくても，「スムーズにいけば」ER において非透視下で ECMO 導入するほうが早く，おそらく患者の予後によいであろうと推測されます．一方，少なからぬトラブルが起きているようです.

ER において非透視下で ECMO 導入するのであれば，エコーによる確認が必須です．すなわち，大腿動脈・大腿静脈にそれぞれガイドワイヤーを挿入しますが，胸骨下付近にエコープローブを当て，下行大動脈・下大静脈内にそれぞれのワイヤーを確認できたら合格です．穿刺担当医以外がその作業を行わねばならず，可能であれば，清潔野にあるエコー以外の別エコーをガイドワイヤー確認目的に用意しておきたいです.

ECMO 導入～維持期間

VA ECMO（PCPS）の血管穿刺

　右大腿静脈・右大腿動脈から脱血カテーテル・送血カテーテルを挿入する時，まず静脈側にガイドワイヤーを挿入するのがセオリーです．動脈側からアプローチすると，動脈穿刺に失敗した時，血腫により大腿静脈が圧迫され確保が極めて困難となります．また，動脈へのガイドワイヤー留置がうまくいっても，ガイドワイヤー挿入孔から血液が周囲に滲出し，やはり静脈確保が困難となります．ECPR においては，動脈も静脈も圧を失っているので，血管確保の順番を意識する必要はありません．

ECMO 送気ガス設定 表1 図1

　酸素濃度100%とし，血液流量：酸素流量＝1：1でスタートします．なぜ1：1なのだろう？ と思いますが，人工肺はそのように設計されているそうです．送気ガスに二酸化炭素を混ぜる施設（後述）においては1：1ではありません．

　通常，3L/分程度で開始します．回路酸素化の証（あかし）として人工肺以後の回路の血液が鮮紅色に変化することも重要な確認ポイントです．

　その後，PaO_2 300mmHg 程度になるように酸素濃度を調整します（➡p.26）．最近は PaO_2 200mmHg 程度としている施設もあるようです．

　$PaCO_2$ は 40mmHg 程度に調整します．ECMO の $PaCO_2$ は送気ガス流量により規定されます．人工肺の酸素化能力は，特に運転開始時は良好であり（極低流量でも血液は酸素化される），送気ガス流量は $PaCO_2$ 調整の役割を主に担います．時に悩ましいのは，$PaCO_2$ を 40mmHg に設

表1　ECMO ガス分圧の調整

	酸素流量	F_IO_2（酸素濃度）
PaO_2 のみ↑	→	↑
PaO_2↑ $PaCO_2$↓	↑	→
$PaCO_2$ のみ↑	↓	↑

文献1より引用．筆者が一部改変．
基本的に PaO_2 は F_IO_2，$PaCO_2$ は送気ガス流量により調整するが，PaO_2 は送気ガス流量の影響も受けることを考慮に入れたのが表の下2行である．

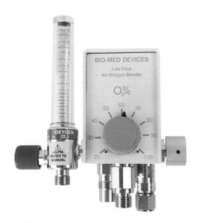

図1 酸素・空気混合器

定しようとすると，送気流量が 1L/分といった極低流量となることです．
送気ガスには，中空糸内の狭いスペースの結露を飛ばしウエットラングを
防ぐ役割もあります．また流量が低いと人工肺の中で酸素が届かない部分
ができ，言わば換気血流不均等（➡ p.84）となり，人工肺酸素化の低下
につながることがあります．$PaCO_2$ のみ上げたいのであれば，酸素流量
↓・酸素濃度↑で微調整しますが **表1**，PaO_2 が目標値より高くなりが
ちです．
　ECMO 流量を変更すると，血液中を流れる二酸化炭素のスピードも変
わり，$PaCO_2$ も変わります．血液流量を変えた時は，送気流量の変更が
必要となることがあります．
　酸素と空気に，二酸化炭素が5％以下で混じるようにし送気流量＞5L/
分とする ECMO 先進施設があります．ウェットラング対策が不要になり
ます．一般施設では，そのような対応は難しいです．海外では二酸化炭素
を5％含む酸素（carbogen gas：網膜中心動脈閉塞症や無呼吸症の治療
に開発されたガス）を使用します．

血液流量

　VA ECMO（PCPS）と VV ECMO では血液流量設定の考えが異なり
ます．VA ECMO（PCPS）の役割は循環補助（＋呼吸補助）であり，

JCOPY 498-16622

VV ECMO は呼吸補助です．また，遠心ポンプは回転数と流量が比例関係にないため，遠心ポンプ回転数・流量計（フローセンサー）の双方をみながら CE は操作をします．遠心ポンプ回転数上限の目安として，VV ECMO であれば 3000 回/分，VA ECMO（PCPS）であれば 3500 回/分です．回転数を徐々に上げますが，回転数を上げても流量が上がらない時，早急に原因検索をしなければなりません．血管内容量不足・脱送血カテーテル先端の位置異常などが主な原因です．CE あるあるネタとしては，フローがまったく上がらない⇒フローセンサーを逆向きに装着していた……があります．笑えません．

● VA ECMO（PCPS）

極度の循環不全〜心停止に近い状態で ECMO を導入するのであれば，最初はフルサポートです．4L/分程度の流量を要します．ELSO ガイドライン[2]においては，60mL/kg（理想体重）/分とされます．

送血側回路が赤くなければ人工肺に問題があるか，酸素配管はずれや酸素投与忘れです．脱血側回路の色も重要です．送血側回路が赤いのに脱血管回路が真っ黒であれば，流量不足です．原始的ですが，こういった気づきは大事です．

平均血圧 60mmHg 以上を目標とします．IABP を併用していれば拡張期圧（augmentation 圧）90mmHg 以上（または脈圧＞10mmHg 以上），平均血圧 60mmHg 以上を目標とします．ただし，それぐらいの圧があれば good!! であり，さらに流量を増やして高い血圧は目指しません．本質的に VA ECMO（PCPS）は循環補助でありながら，自己心の後負荷であるという矛盾した存在です．

末梢循環不全が解消されたかの判定がはるかに重要です．SvO_2↑，乳酸値↓，代謝性アシドーシスの改善，皮膚冷汗や mottling（皮膚網状斑）の改善，尿量↑などを指標とします．ELSO ガイドライン[2]は SvO_2＞70％を重視しています．目標血圧が達成されながらそれらの改善がみられない時は，動脈拡張を目的としてニカルジピンを持続投与，あるいはニカルジピン投与とともに ECMO 流量を上げます．

VA ECMO（PCPS）が，自己心にとって過度に後負荷となると大動脈弁開閉の消失・左室拡大・肺水腫の悪化などにつながります．動脈波形に自己圧波形がある⇒大動脈弁の開閉の証拠です．$ETCO_2$ 波形があれば

やはり大動脈弁の開閉の証拠です．さらに毎日心臓エコーを行い，大動脈弁開閉の有無・左室腔の拡大・左室内血栓形成の有無，肺動脈カテーテルがあるのであれば肺動脈圧の上昇などを確認します．

　自己心機能の回復が始まると，mixing zone の移動が始まります（➡ p.60）．Mixing zone の移動に合わせた人工呼吸管理をします．自己心機能がモリモリ回復すると，平均血圧が上昇し，動脈圧波形の自己圧部分が IABP の augmentation 圧を超えるようになります．**同じ ECMO 流量をキープするためには遠心ポンプ回転数を上げざるを得なくなります**．コレは重要な所見です．VA ECMO（PCPS）流量の下げ時です．

遠心ポンプ流量↓による問題
流量＜2 L/分 ⟹ 人工肺血栓リスク↑
流量＜0.5L/分 ⟹ 遠心ポンプ流量不安定

　VA，VV を問わず ECMO の安定運転のために 2L/分程度の最低流量を確保することが重視されます．ECMO の構成の中で最も狭小なパーツ＝人工肺であり，遠心ポンプの寿命が著しく向上した今，人工肺劣化が回路寿命を決定します．泥で詰まりかけのホースに水を流すためには，水量をアップさせるしかありません．血液流量パワーにより閉塞を防ぐことが重要であり，そのための最低ラインが 2L/分程度です．

　もっとも，cardiac ECMO において「流量の下げ時」であれば，離脱の時期は近いです．2L/分程度から 0.5L/分ずつ下げていきます．1L/分程度まで下げられ，肺の酸素化に問題がなければ，いよいよ離脱評価ですが（後述），なんらかの事情で離脱まで時間を要する時は，流量を 2L/分程度以上に戻すほうが無難です．血圧（特に収縮期血圧）が高い時は，ニカルジピンで対処します．

　Respiratory VA ECMO（導入理由：呼吸不全＆心不全）は悩ましいです．肺機能が回復していないと判断するのであれば，ECMO の戦いは続きます．流量 2L/分以上をキープしたいです．自己心機能が回復していると判断するのであれば，VV ECMO へのスイッチのタイミングです．VV ECMO へスイッチして直後にダメなら，それまで使用した送血カテーテルを用いて VA ECMO に戻ることができます．

●VV ECMO

　基本的に，長期戦を見込む respiratory ECMO です．長丁場を前提と

した準備をしなければなりません.

　VV ECMO 導入前から戦いは始まります. 赤血球は＋300mmHg 程度までの陽圧に耐える一方, 陰圧に弱く－100mmHg 程度で溶血するとされます. よって, 脱送血ともに太いカテーテルであることが重要ですが, 特に脱血側の太いカテーテル選択が重視されます.

　流量は ELSO ガイドライン[2] において 60〜80mL/kg（理想体重）/分とされます. 実際には 60mL/kg（理想体重）/分が多そうです. 体表面積×2.0〜2.4L/分の式もあります.

　VV ECMO は心機能が正常であることを前提にし, 自己心とバッティングすることはないので, 血圧の目標は特にありません. その患者にとって"問題ない血圧"を目指します. すなわち, 例えば脳梗塞リスクが高いというのであれば, 低血圧は避けたほうがよいかもしれません. 一方, 強力な抗凝固が続くので, 高血圧も避けたほうがよいでしょう. もちろんエビデンスはありません.

　リサーキュレーションが宿命である VV ECMO である以上, 低 SaO_2 許容です. ただし,「SaO_2 85% でも大丈夫だと本に書いてあったから OK」ではありません. 酸素の家計簿が赤字でないことが前提の OK です. SvO_2, 乳酸値, 代謝

> **右心不全患者への VV ECMO 導入**
> 2 通りのパターンがあります
> ・VV ECMO 導入 ⇒ 人工呼吸器の高圧設定がなくなる ⇒ 右心不全が改善し意外にうまくいく.
> ・VV ECMO 導入 ⇒ 心不全によりリサーキュレーションが多く ECMO 効率が上がらない ⇒ カテコールアミン投与で対処するが, 改善されない時は VA ECMO へのスイッチを余儀なくされる.

性アシドーシスの改善などを用いて患者の酸素需給バランスに問題がないかを確認します. VV ECMO における SvO_2 の解釈は難しいです（→ p.118）. また, 高リサーキュレーションの原因は, 脱血カテーテルと送血カテーテル先端の位置関係だけでなく, 心不全も原因となり得ることを忘れてはなりません. さらに, ECMO 流量が多すぎる時, 高リサーキュレーションとなります. 一方, 心機能にやや不安がある患者に VV ECMO を導入すると, それまでの人工呼吸器の高圧管理がなくなり, 心機能が改善することもあり得ます. 特に右心不全は胸腔内圧上昇に弱く人

工呼吸器の影響が大きいです. **COPD 患者などに " 隠れ右心不全 " があ
ることはざらにあります.** 中心静脈圧測定は廃れた感がありますが, 右心
不全患者の管理においては参考になる可能性があります. しかし, 中心静
脈圧は ECMO の脱送血の影響を受けやすいです. 肺動脈カテーテルから
得られる右房圧↑や肺動脈圧↑が右心不全の指標となります. 肺動脈カ
テーテルは右心系に位置するので, 右心系モニタリングとして最強です.

　VV ECMO は, 自己心とのバッティングはまったくなく, 3L/分程度
の流量以上をキープします. 無理なく脱血ができ, 酸素の家計簿が良好で
ある流量を探していくことになります.

　VV ECMO において, 良好な脱血を得るために, 遠心ポンプに対して
ベッドの高さを上げ, 1m 近い (1m を超えるケースもある) 落差をつけ
る ECMO 先進施設があります. 例えば脱血圧が－20mmHg であったの
が落差をつけることにより 0 mmHg に近く, あるいは軽く陽圧に傾きま
す. 勘違いをしてはならないのは, 落差により生じるのはゆるやかな脱血
(よって血液へのダメージも少ない) であることです. 脱血カテーテルの
位置不良といった問題を解決するためではなく, すでに良好な脱血をさら
に良好にする⇒血液へのダメージが減り遠心ポンプの回転数も下げるこ
とができる⇒ ECMO の長時間運転につながる です. 大きな落差をつく
るためには回路の長さが重要であり, 既製品では難しいかもしれません.

ECMO 運転中のバランス管理

　人工心肺回路や人工肺自体が異物であり, 全身性炎症性反応が惹起さ
れ, 全身の浮腫が引き起こされます. バイタルサインが落ち着けば, 可能
な限り利尿に努めます[3]. CRRT を早期に併用したほうが, バランス管
理はうまくいきます. 一時的に血管内容量が減少することは避けられず,
全身の酸素需給バランスが保たれているのであれば, ECMO 流量↓も考
慮します[3]. ただし, ECMO 導入初日 (状況により数日後まで) は, ア
ンダーバランスを目指そうなどと欲張ってはなりません. ガタガタになり
ます. 感染症のコントロールができない時も同様です.

JCOPY 498-16622

ECMO 離脱評価

●VA ECMO（PCPS）

VA ECMO は本質的に自己心（左心）にとって邪魔者であり，心機能がある程度回復したと評価し IABP 併用であれば大抵うまくいきます．問題は，心機能の回復に確信を持てない時です．

VA ECMO からの離脱における明確な基準はなく，施設毎の基準や各医師の評価にゆだねられているのが現状です．チームで判断しなければなりません．CE から ECMO の情報を得ることも重要です．

Liberation from veno-arterial ECMO is easy when obvious, but complex and unsure when not. というキーポイントがあります [4]．「VA ECMO 管理中に心拍出量を測定する信頼できる方法はない [4]」のであり，「心機能回復が明らかな時，VA ECMO からの離脱は楽勝だけれど，そうでない時の評価は困難で確信を持てない」ということです．

ECMO 流量を 0.5L/分ずつ減少させ，流量<1L/分（最低流量は 0.5L/分ですが，どこまで下げるかは施設により異なります）で収縮期血圧が80〜90mmHg 以上，心拍数<120 回/分，SvO_2>60%をキープできるといった所見が重視されます．SvO_2>70%であれば，相当安心できます．肺動脈カテーテルは廃れた感がありますが，VA ECMO 離脱において非常に役立ちます．肺動脈カテーテルから得られる熱希釈法による CO は信頼性が高く，また ECMO 流量減に伴う肺動脈圧の急上昇は離脱困難のサインとなります．カテコールアミンをある程度投与する中で，それらの数値を評価します．どれくらいのカテコールアミンのサポート下で評価するのが適切かも標準的なものはありません．

VA ECMO は左心にとって後負荷である一方，右心の前負荷を軽減してくれています．右心不全がある患者の離脱においては，頸静脈の怒張，右房圧の上昇，肺動脈圧の上昇，心エコーにおける右心負荷所見などに注意します．肺塞栓における D-shape（左室圧排所見）のような所見が出現したら，離脱のタイミングではありません．

ECMO を完全に止める ON-OFF test（クランプテスト）もあります．回転数をゼロにするだけでは血液が逆流するので，必ず回転数をゼロにする前に送血側回路をクランプします．患者の"実力"をみることができますが，回路凝固リスクがあります．APTT や ACT 値が高値であること

を前提として行います．テスト前にヘパリンをフラッシュ投与する施設もあります．

VV ECMO 離脱は ECMO 流量を 2L/分程度まで下げるのみであり（後述），回路血栓リスクは低いですが，VA ECMO 離脱は 0.5～1L/分まで ECMO 流量を減少させるか離脱試験（trial off）するので，回路血栓リスクが極めて高いです．よって，**VA ECMO の離脱試験は VV ECMO に比して短時間に行わなければなりません**．

肺のガス交換機能の評価も難しいです．「ECMO によるガス供給をなくして評価しよう」としがちですが，**VA ECMO において送気オフは禁忌**です．静脈血を抜いてそのまま動脈へ送ることになります．まさにシャントとなり（➡ p.84），PaO_2 の急降下を招きます．Lung rest から肺保護を意識した人工呼吸設定に変え ECMO 流量が少ない状態で計測した血液ガスを参考値として評価せざるを得ません．

重要　なぜ遠心ポンプは低流量（低回転）で不安定になるのか？

遠心ポンプは，良い意味でも悪い意味でもローラーポンプのような"無理やりパワー"はありません．所詮"傘"です（➡ p.22）．遠心ポンプの前負荷・後負荷両方の影響を強く受けます．

VA ECMO（PCPS）において，遠心ポンプの急停止（VA ECMO 運転中最大のピンチです）を考えてみましょう．遠心ポンプの上流は静脈であり，下流は動脈です．ポンプのパワーを用いて動脈に血液を送ります．遠心ポンプがパワーを失うと，**血液は送血側から脱血側へ逆流**します．遠心ポンプ内のプロペラ（インペラ）は，血液の中に浮かぶ"単なる傘"であり，クルクル逆回転します．

もし，**遠心ポンプが急停止したら？** とりあえず，ECMO 回路のどこでもよいのでクランプします．躊躇する時間はありません．この対応が遅れると心停止があり得ます．Lung rest 方針など放棄し，人工呼吸器設定を酸素濃度 100%，気道内圧 $40cmH_2O$ 程度とし，換気回数も増やします．血管作動薬の投与も必要でしょう．単なる停電なら手動（ハンドクランク）で対応しますが **図2**，ECMO コントローラーはバッテリーを内蔵するので，予期せぬ遠心ポンプ急停止の原因に停電は通常なり得ません．

JCOPY 498-16622

遠心ポンプの低流量運転は，遠心ポンプ停止に近い状態です．また，血栓などによりすでに遠心ポンプの劣化を合併しているかもしれません．そこに遠心ポンプの前後でトラブルが起きると容易に止まるのです．車のエンジンが低回転でエンストするのと同じです（昔の車を知る読者はわかりますよね）．

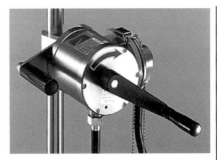

図2　遠心ポンプハンドクランク
商品名キャピオックス遠心ポンプコントローラー SP-101．テルモの許可を得て，同社ウェブサイトより転載．

同様の理由で ECMO 運転スタート時，遠心ポンプ回転数が 1000～1500/分に達してからクランプを解除します．回転数が低いとエンスト⇒逆流となるリスクがあるのです．

● VV ECMO

なにかと管理が難しい VV ECMO ですが，離脱時の評価はシンプルです．Lung rest を中断し人工呼吸器を肺保護換気設定にした後（ここで過激な設定をするとそれまでの努力が水疱に帰すことになります），ECMO 流量をある程度減らし ECMO へのガス供給を止めると，「静脈から少し血を抜いてそのまま静脈に戻す」だけの存在となります．その時点で測定した血液ガスがほぼ患者の実力を表すことになります．

ELSO ガイドライン[2]には評価方法が 2 通り示されています．⇐は筆者のコメントです．

・VV ECMO からのウィーニング（離脱）

送気ガス 100% 下で ECMO 流量を 1L/分に減らすか，ECMO 流量を 2L/分に減らし，次に $SaO_2 > 95\%$ を維持できるように送気ガスの酸素濃度を減らす．この状況で SaO_2 が安定していれば，人工呼吸器を酸素濃度 50% で PSV または自発呼吸設定とし，送気ガスをクランプする離脱試験を行う．$SaO_2 > 95\%$ かつ $PaCO_2 < 50mmHg$ が 60 分維持できれば，ECMO から離脱する．

⇐ VV ECMO においては流量を極度に減らすことは回避すべきであ

り，ウィーニングであっても ECMO 流量 2L/分を下限とする施設が多いです．

・いきなり離脱試験 ⟸「いきなり」は筆者が加えました．

VV ECMO 運転中の離脱試験はとても簡単である．心機能に問題がなければ，肺のガス交換能のみがテストされる．まず，ECMO から離脱した後，許容し得る人工呼吸器設定（換気回数，プラトー圧，PEEP，酸素濃度）を行う．ECMO 流量と抗凝固療法を保ったまま，送気ガスを止め，酸素配管を外す．患者の SaO_2 と $PaCO_2$ をチェックする．1 時間もしくはそれ以上，許容できる人工呼吸器設定下で肺機能が保たれていれば，患者からカテーテルをいつでも抜去できる．

⟸「ECMO 流量を保ったまま」とありますが，ECMO 流量を 2L/分に減らし離脱試験を行う方法が一般的かもしれません．送気ガスオフは酸素流量計をゼロとするだけでなく，送気ガス入口につながるチューブをクランプし，出口にも蓋をしなければなりません[2]．室内空気の影響を受けるからです．

ECMO 離脱・脱送血カテーテル抜去

ヘパリン投与中止後 30〜60 分経過してからカニューレの抜去を行うことが望ましい[2] とされます．ただし，離脱直前も言わば離脱が可能かを評価している時間であり，むしろヘパリンを入れ回路閉塞リスクを減らす考えの施設もあります．その場合には，離脱直前にプロタミンを投与しヘパリンをリバースします．

VA ECMO は動脈と静脈の双方にアクセスします．VV ECMO は静脈へのアクセスのみです．

・静脈へ挿入されたカテーテル抜去

ECMO に使用する脱血カテーテルは恐ろしく太いですが，経皮的に挿入したカテーテルであれば，圧迫抜去をします．ひたすら押さえます．すなわち，心臓血管外科医でなくても管理できます．圧迫抜去後，抜去部位を血栓ができていないかエコーで観察しなければなりません．カットダウンし挿入している場合は，原則，血管外科医による修復手術が必要です．

・動脈へ挿入されたカテーテル抜去

VA ECMO（PCPS）の送血カテーテルが該当します．以前は，循環器

JCOPY 498-16622

科医師が必死で圧迫抜去……といったシーンもあったのですが，現在勧められません．止血できたと思っても，数時間後に大出血することがあります．もう少し時間をかけて仮性動脈瘤化することもあります．心臓血管外科医師が挿入部分を開放し，直視下に抜去し，血管修復術を行います．かなり本格的な手術となるため，手術室で行うのが一般的です．心臓血管外科がない病院において VA ECMO（PCPS）を離脱する時は，他施設の心臓血管外科医にヘルプを求めるといった対応が必要になります．

　動脈カテーテル抜去部位，静脈カテーテル抜去部位ともに，「ECMO をもう一度導入しよう」などとなった時，容易に挿入できるものではありません．特に血管の修復術を行ったばかりの動脈カテーテル抜去部位に挿入するのであれば，心臓血管外科医が創部を再開放しなければ対処は難しいでしょう．

【参考文献】

1) 安達秀雄, 百瀬直樹. 人工心肺ハンドブック 改訂 2 版, 中外医学社; 2009.
2) Extracorporeal Life Support Organization (ELSO). Extracorporeal Life Support Organization (ELSO) guidelines for adult respiratory. https://www.elso.org/Portals/0/ELSO%20Guidelines%20For%20Adult%20Respiratory%20Failure%201_4.pdf（2020 年 5 月 4 日閲覧）
3) Brodie D, Bacchetta M. Extracorporeal membrane oxygenation for ARDS in adults. N Engl J Med. 2011; 365: 1905-14.
4) Vuylsteke A, Brodie D, Combes A, et al. ECMO in the adult patient (core critical care). Cambridge University Press; 2017.

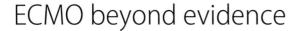

ECMO beyond evidence

　ECMO は，3L/分をはるかに超える血液を脱血し，非常に狭い人工肺を通過させ，送血します．ヒトの循環血液量は 5L ぐらいです．先人の苦労の積み重ねのおかげで洗練された現在のスタイルになりましたが，本質的に「恐ろしいことを行っている」ことを ECMO 運転に携わるものは常に意識しなければなりません．

　特に respiratory ECMO は長期戦となる可能性があります．長期戦を乗りきるために，様々な beyond evidence 管理（エビデンスは必ずしもないが取り組まなければならない管理）に取り組まざるを得ません．

抗凝固療法

　現在，遠心ポンプ・人工肺・それらをつなぐチューブ・脱送血カテーテルなどの血液に触れるすべての回路内腔がヘパリンコーティングや独自のコーティングが行われています．以前は，ヘパリンコーティングなど数日もすれば剥がれ落ち……であったのですが，飛躍的に長持ちするようになりました．ただし，何日もつかは，結局，「個人差・使用状況によります」です．そもそも，日本で発売される ECMO はすべて添付文書において「使用期間 6 時間」です．

　回路内のコーティングは進化しましたが，超長期戦を目指す以上，抗凝固・血栓対策は重要です．未分画ヘパリンを ECMO 導入前に 3000〜5000 単位程度（あるいは 50〜100 単位/kg[1]）投与し，凝固モニタリング下に 2000 単位/時程度持続投与します．

凝固モニタリング [2)]

　CRRT など体外循環回路運転のための未分画ヘパリン活性の測定に ACT（活性化全血凝固時間）を使う施設が多かったのですが，近年，ACT への信頼感が下がり，APTT（活性化部分トロンボプラスチン時間）を主とする施設が増えました．

　かつて ACT は activated coagulation time の略であるとされました．近年，activated clotting time の略とするのが一般的です．血液（全血）と凝固促進剤を混ぜ細管に入れ，空気で前後運動させ，固まりかけ（「固まる」ではない）の時間を測定するのが ACT です．血液の coagulation（凝固）作用だけを反映するとみるのには無理があり，clotting（clot：血栓にも凝固という訳はあるが，「固まる」という意味が強い）という表現が主流となりました．血小板数が少ない時（50000μL 以下）・希釈（全血で測定するので赤血球数が減ることも影響する）・低体温などが ACT に影響することがあり純粋に凝固系だけの反映ではないことを示します．

　「ヘパリンを用いて CRRT を運転．ACT は十分延長しているのにヘモフィルターがすぐに閉塞する．APTT はほぼ正常で延長していない」という経験はないでしょうか．筆者は数多く経験しました．実際，ACT と APTT の関係を示すグラフ **図1** を示し「ACT と APTT の相関関係は

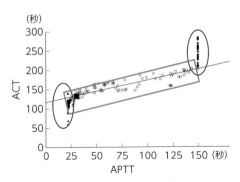

図1 ACT と APTT の相関関係
多くの患者において相関関係があるが（灰色枠），一部（相当数）の患者においてはまったくない（赤色枠）．
文献3より引用

表1 ヘパリン投与量と ACT・APTT の信頼性

ヘパリン投与量	ACT の目安 (秒)	目的	信頼性
低用量	～300	透析・CRRT 運転・ECMO 運転・肺塞栓治療・DVT など血栓予防など	APTT >> ACT
高用量	400～	心臓手術・ 冠動脈インターベンション	ACT >> APTT

文献 2 より引用

ない」とする論文・書籍を最近よくみかけます．グラフをみると，「ACT と APTT の相関関係がない」は，おそらく言いすぎで，「多くの患者血液において ACT と APTT の相関関係がみられるが，一部の患者においてまったく相関関係を示さない」です．俗に，未分画ヘパリンは効き方に個人差が 15 倍あるとも言われることを裏づけます．そして，ACT と APTT は得意範囲に違いがあることを押さえなければなりません **表1**．ICU においては，APTT のほうが有用であることが大半です．

Respiratory ECMO のバイブル ELSO ガイドライン[1] においては，血漿を用いる APTT より，むしろ全血を用いる ACT を推奨しています．Coagulation の指標ではなく，全血で測定するので clotting の指標であることをむしろプラス評価しています．

ACT はベッドサイドで測定できます．APTT もベッドサイド測定機器があるのですが，多くの病院において中央検査室で測定しなければならないことが厄介です．ACT と APTT を併用し，ACT と APTT の解離が大きい時（ACT が高値であるのに APTT の延長が少ない），ヘパリンへの抵抗性があると判断し，APTT を主とするといった施設もあります．

APTT と ACT のどちらを優先するかはともかく，ECMO 運転開始直後は 1～2 時間毎にチェックします．その後，安定すれば数回/日に変更します．

凝固モニタリング目標

以前は ACT 250 秒程度が目標とされましたが，抗血栓対策が進んだ今，そして長期運転における出血性合併症を防ぐために，ACT 200 秒程

度（正常値の 1.5 倍[1]）が目標とされます．実際の管理においては 200±20 秒程度が目標値となります．往々にして，昔の回路の記憶が残るベテラン医師が高い ACT 目標値を口にしがちですが，回路が進化したことを"教育"しましょう．APTT であれば，40〜60 秒程度を目標にコントロールします．

> **ECMO 無凝固運転**
> 無凝固運転においては ECMO 血液流量を高めに設定します[1]．泥で詰まりかけのホースがある時，水の勢いを強くしますよね．パワーで詰まらないようにする作戦です．

> **気道から痰や出血が吹き出る時**
> ECMO 運転中，気道からの痰や出血が止まらない時，思い切って気管チューブをクランプする対応がとられることがあります．パッキング効果を期待します．人工呼吸器の停止も考慮します．

　重篤な出血性合併症を発症した時，悩ましいです．無凝固運転もあり得るとされますが，回路が詰まったら即アウトです．数日程度が限界とする考えもあれば，ヘパリンコーティング回路であれば月の単位で可能とする考えもあります．一般的には，ACT 150 秒程度で管理します．筆者は，重症肺塞栓症に対して ECMO 管理下血栓破砕術を行い，術後気道出血を合併，血栓により挿管チューブが口腔外まで閉塞した症例を経験しました．ACT 150 秒程度に保ち血栓によりパッキングされたことにより気道出血は止まりました．その後，気管支鏡を用いて血栓除去を行い，幸い無事社会復帰しました．反省点は，気道出血が始まった時点で，ACT の目標値をすぐに下げるべきだったのにタイミングが遅れたことです．現代のおろしたての ECMO 回路であれば，1〜2 日程度 ACT の目標値を下げても，おそらくセーフです．無凝固もあり得るかもしれません．その間，人工肺表面やチューブを注意深く観察し，血栓形成などないか観察します．率直に言って，脳出血の合併であれば，ECMO 離脱以外に選択肢はないでしょう．ELSO ガイドライン[1]においても，脳出血は通常広範囲かつ致死的であるが，外科的介入が可能であれば ECMO を離脱し，人工呼吸器による高圧気道管理を行う（意訳）とあります．肺保護換気などと言っている場合ではありません．長期運転 ECMO は予想しなかったことが起こります．患者にとっての最善の利益を考えて方針決定をせざるを得

ません.

その他凝固線溶系モニタリング

PT, FDP, D-dimer, TAT, AT Ⅲ（アンチトロンビン）なども積極的に（毎日）測定されます. アンチトロンビンは DIC 薬としてのエビデンスがとりざたされますが, アンチトロンビン活性が正常の 70%以下が保険適用です. アンチトロンビンとヘパリンは, アンチトロンビン・ヘパリン複合体を形成してトロンビンを不活化します. だからアンチトロンビンです.

ELSO ガイドライン[1]において, アンチトロンビンが少ない状況でヘパリンが大量投与されると血栓形成しやすいとし, **アンチトロンビン活性を 80〜120%** に保つことを推奨しています. Respiratory ECMO 先進施設の多くがその基準でアンチトロンビンを投与するようです. 回路に血栓傾向がある時, あるいは D-dimer↑・血小板数↓といった所見がある時, ヘパリン増量で対応, さらにトロンボモジュリン（商品名: リコモジュリン®）を投与する施設もあるようです. トロンボモジュリンは日本独自の薬であるので, ELSO ガイドラインに記載はありません. 凝固因子の著しい消耗が続く場合は, 回路交換が考慮されます.

回路をスマホ撮影, あるいは回路血栓部分をマジックでマーキングし経時的に回路の血栓を観察する工夫が行われます.

出血対策 表2

ヘパリンやアンチトロンビンをモリモリ投与し徹底的に抗凝固する一方, 出血性合併症の影に怯え徹底的な対策をとるのもまた ECMO 管理で

表2 抗凝固療法中の患者の観察ポイント[4]

- カテーテル類の挿入部位の出血はないか
- 消化管出血はないか（胃管の排液や便の性状）
- 皮膚粘膜からの出血はないか（口唇や眼球など）
- 血尿の有無はないか
- 肺胞出血や気道粘膜からの出血はないか

JCOPY 498-16622

す．出血管理がうまくいかないと，連日の大量輸血⇒多臓器不全パターンに陥ります．早期からマークすることも重要です **表2**．以下，ELSOガイドライン[1]から抜粋します．一部意訳であり日本の現状に合わせています．⇐は筆者コメントです．

- 血小板減少: 原疾患，薬剤，その他治療に加えて，プラスチック回路に血小板が付着することにより血小板減少が起こり，付着血小板が活性化し他の血小板を引きつける．**血小板数を 80000/μl 以上に保つように**輸血する．80000/μL 以上であっても血小板機能が損なわれていると推測され出血が問題である時，**トランサミン酸投与**により血小板機能は回復する．

  ⇐血小板数 80000/μL 以上を目標とすると毎日輸血することになり現実的ではなく，出血性合併症がなければ 50000/μL 以上といった対応をとる施設が多いようです．NEJM 誌の総説[5]においては，血小板数を 20000/μL 以上に，活動性出血がある場合には 50000/μL 以上に保つという著者ポリシーがありました．

- フィブリノゲン: ECMO 運転中，フィブリン形成が抗凝固薬により阻害されると，フィブリノゲンは減少し得る．**毎日フィブリノゲンを測定し，新鮮凍結血漿（FFP）を投与**することにより，**正常値（250〜300mg/dL）を維持**する．

- 溶血は，薄ピンク色の尿により疑われる（ただし，溶血ではなく膀胱出血によることもある）．

- ペンライトを用いて回路内血栓を念入りに探す．血栓が 1〜5mm であれば，回路交換は必要ない．5mm＞の血栓，人工肺後にある増大傾向にある血栓（⇐人工肺がフィルターとなり，人工肺前の血栓は人工肺後に流れづらい）は，該当部分の回路をとり除くか，血栓が多ければ全回路交換を行う．

- 医療者は，単なる静脈穿刺・指先穿刺・気管吸引・鼻や尿道へのカテーテル挿入が，制御不能な出血を起こし得ることを忘れてはならない．ECMO 患者において採血ルートは十分あるはずであり，針穿刺の必要性はほぼないはずである．

  ⇐ Lung rest においては，気管吸引すら限定的とします．

- 抗凝固療法が理想的である時のみ（ACT が低く⇐おそらく ACT 200秒程度という意味，血小板数が十分），吸引やカテーテル類の挿入は注

意深く行われるべきである.

- 侵襲的な処置が必要である時，適切な準備が必須である．ヘパリン投与中の患者において，**フィブリノゲンとアンチトロンビン値**に特に注意を払う.

- **ECMO 患者における胸腔チューブ留置は出血性合併症を頻回に伴い，開胸処置が必要となる**．よって，気胸に対して経過観察方針がしばしばとられる．50％以下の虚脱率で循環動態が安定しており進行しなければ，特に介入しなくても，気胸が吸収されるのを待つことができる．顕在化した気胸（50％以下の虚脱率，拡大傾向，不安定な循環動態を引き起こす原因となっている）は細いチューブによる体外ドレナージを行う.

  ⇐顕在化した気胸に対して数日間人工呼吸器を停止する施設もあります．**思い切って換気しない手段をとれるのが** ECMO です．

ECMO 患者の薬物動態

筆者が若手医師によく発する言葉
「透析患者が敗血症性ショックで来院したんか．抗菌薬はどれぐらい投与した？ 腎不全なので正常人の 1/4 量？？ サンフォード感染症治療ガイドにそう書いてある？？ あれは，維持量や．正常人であろうが腎不全であろうが，最初は空っぽ．初日はしっかりした量を入れないと，抗菌薬の濃度が上がるわけないやろー．敗血症患者は細胞膜の透過性が亢進しているので，むしろ分布容積が増大しているとされるんやでー.」

　重症患者の薬物動態は，心拍出量の変化，血液希釈による細胞外液の細胞内シフト，分布容積の増大，肝臓・腎臓などの臓器障害などが影響し評価が難しくなります[6]．さらに ECMO 患者においては，ECMO 回路の影響が加わります[6,7] **表 3** .

● ECMO の容積

　ECMO 回路容積が大きいと思われがちですが，テルモ，泉工医科工業ともにプライミング量が 500mL ＋ α であることを誇っています．薬剤がECMO 回路容積によって希釈されると考えられがちですが，容積としては大した影響を与えません．実際，薬剤によりばらつきはありますが，分

JCOPY 498-16622

表3 ECMO患者の薬物動態への影響因子

	薬物クリアランス	分布容積（Vd）
敗血症などによる心拍出量↑	↑	↑
血液希釈による細胞外液の細胞内シフト		↑
肝臓・腎臓などの臓器障害	↓	↑
回路への薬物吸着		↑

文献6を参考に筆者が構成．Vd: volume of distribution

表4 ECMO患者の抗菌薬分布容積（Vd）

薬剤名	研究対象	ECMO患者Vd	参考Vd（非ECMO患者）
ゲンタマイシン	新生児・小児	0.51-0.748	0.47-0.49
バンコマイシン	新生児・小児	0.56-2.1	0.48-0.69
チカルシリン	新生児・小児	0.26-0.27	0.26-0.27
カスポファンギン	成人	0.137	0.13-0.16
ボリコナゾール	成人	1.38	1.39-4.6
セフトリアキソン	新生児・小児	0.73-3.02	0.39-0.45

文献6より引用．Vd: volume of distribution（単位: L/kg）

布容積への影響は意外に少ないようです[6] **表4**．そもそも，多くの薬剤の分布容積は体重の半分以上あり，血漿量よりはるかに大きいです．

● **ECMO回路への吸着**（厳密にはこの機序も分布容積↑に影響します）
　ECMO回路はポリ塩化ビニール（PVC）が素材であり多くの薬剤を吸着します．回路の内腔面積に加えて成人用人工肺は中空系膜の血液接触面積が$2.0m^2$程度あります．「容積としては大した影響を与えない」としましたが，表面積としては広大であり（実質的に容積大です），吸着につながります．回路内凝固を防ぐために，各社が工夫をほどこしたコーティングがなされています．PVCだけでなくコーティングも薬剤を吸着するとされます．
　ECMO運転回路 vs PVC瓶（対照群）に薬剤を入れ24時間の濃度変化を検討した in vitro 実験 **表5** において以下の結果が示されました．
・フェンタニル，ミダゾラム：激減しており，脂溶性であることが関係すると考えられた．

表5　24時間後の残存量

	ECMO 回路	PVC 瓶	P 値
フェンタニル	3%	82%	0.0005
モルヒネ	103%	97%	記載なし
ミダゾラム	13%	100%	0.01
メロペネム	20%	42%	0.006
バンコマイシン	90%	99%	0.26

文献7より引用

⇐デクスメデトミジン（脂溶性）を用いた *in vitro* 研究[8]においても，最初の1時間で59〜73%失われ，24時間後に2割以下しか残存していませんでした．

・メロペネム：激減したが，対照群も減少しており，メロペネムの不安定性（放置すると失活する）が関係すると考えられた．
・バンコマイシン，モルヒネ：ECMO回路吸着の影響は少ない．

　ECMO運転後時間が経過すれば，吸着する面が飽和することにより吸着力↓する可能性がありますが，定まっていません．結局，ECMO運転中の多くの薬剤の動態は予想しがたいです．鎮静鎮痛薬として頻用するフェンタニル・ミダゾラム・プロポフォール・デクスメデトミジンのすべてが脂溶性であることを考えると，普段より高用量が必要であることを意識しなければなりません．モルヒネは安定性があり，モルヒネを中心に鎮静鎮痛薬を組み立てる施設もあります．モルヒネは呼吸数を下げ呼吸苦をとる効果が強いので，ありかもしれないと考えています．

　抗真菌薬ボリコナゾール，抗不整脈薬アミオダロンは脂溶性であり，やはり注意が必要です．

　血清タンパクが欠乏すると，アルブミンに付着しない遊離体の薬剤が増えます．血液中の薬剤濃度が低下するため，ECMOにおいてはその観点からもアルブミン投与によりアルブミン濃度を維持する必要があるかもしれません．

　ECMOがテーマの本書ですが，少し脱線しましょう．

JCOPY 498-16622

> **VA ECMO（PCPS）を多く管理する病院で働き始めた知人若手集中治療医**
> 「いやー，長期管理症例にメロペネムとバンコマイシンがほぼルーチンで投与され
> ているのに驚きました．カンジダ血症が異様に多いんですよ．メロペネムとバンコマ
> イシンのせいだと思いませんか？ カンジダ血症が恐ろしいことも，あまり認識されて
> いないです．」

　筆者は，カテーテル関連血流感染症（CRBSI: catheter-related blood stream infections）恐怖症です．原疾患がようやく回復したのに，すべてが台なし……になりかねません．

　ヒトは，日常に弱いです．「○○さん（患者名），血液培養陽性です」という報告が日常的にありますが，若手医師が「コンタミ（皮膚常在菌などによる汚染）かな……」とイージーな切り口からスタートする姿勢をみると，戦慄が走ります．筆者が若手医師に期待する反応は，「血液培養陽性？？？ ひょえー．血流感染症は全身に菌がばらま

図2 血液培養から黄色ブドウ球菌が陽性になった時の筆者が望む反応

かれる最も怖い感染症だ．原因は何だろう．異物検索は必須だな．感染性心内膜炎は血流感染症の原因でもあり合併症でもあるから，心臓エコーをするべきかな．まずは，抗菌薬は何を選択しよう……」です **図2**．もちろん，コンタミの検討は必須です．グラム染色でコンタミを示唆する菌（CNS など）が血液培養2セット中の片方だけにある時は，コンタミ疑いで抗菌薬投与せず経過観察です．ただし，放置プレーではなく，慎重に観察しなければなりません．

　血流感染症の中でも，最も怖い原因菌は，**黄色ブドウ球菌**と**カンジダ**です．詳細は成書に譲りますが筆者が思うポイントをまとめます．

黄色ブドウ球菌

・黄色ブドウ球菌は市中感染と医療関連感染の双方の原因菌となる．
老若男女，予定手術，緊急症例問わず，健康者，免疫低下患者を問わず黄色ブドウ球菌が関わります．あらゆる分野の臨床医が関わる可能性が高い菌が黄色ブドウ球菌なのです．

・黄色ブドウ球菌感染症は健常者，免疫低下患者の両方に起こり得る．
　健常者，免疫低下患者の両方に関わります．ただし，コントロール不良
　の糖尿病患者などにおいて重篤化しやすいです．
・黄色ブドウ球菌は傷ついた場所が大好きである．
　手術後の創部などが大好きなのです．ということは，中心静脈カテーテ
　ル挿入部位に膿がみられたら？ 挿入部位は傷ついている場所であり，
　黄色ブドウ球菌が原因菌である可能性を当然想定しなければなりませ
　ん．市中肺炎が黄色ブドウ球菌を原因とすることはほぼありません．し
　かし，インフルエンザウイルスによる肺炎に続発する細菌性肺炎は黄色
　ブドウ球菌が原因菌となり得ます．傷ついた創部が大好きだからです．
　アトピー性皮膚炎への感染においても同様です．
・黄色ブドウ球菌は異物も大好きである．
　人工異物が体内にあることは，常に感染症の最大のリスクの１つです．
　永久ペースメーカー，脳室シャント，整形外科関連金属インプラントな
　どすべてが異物です．もちろん，尿道カテーテルも中心静脈カテーテル
　も末梢静脈カテーテルもすべて異物です．そして，黄色ブドウ球菌が原
　因となりやすいです．異物を原因とすると考えられる時，症状の経過が
　早く重篤であるほど黄色ブドウ球菌が起因菌である可能性が高まりま
　す．
・黄色ブドウ球菌は組織破壊性が強く進行も早い．
　黄色ブドウ球菌は周囲組織へ浸潤する能力や組織を破壊する毒素の産生
　能力が極めて高いです．よって，あっという間に組織をぼろぼろにしま
　す．
　例1）感染性心内膜炎と診断されたが，数日で弁破壊が進み緊急手術に
　　　　踏み切らざるを得なかった．
　　　　⇒この経過だけで黄色ブドウ球菌が原因ではないか？ と推測さ
　　　　れます．
　例2）インフルエンザによる呼吸不全に細菌性肺炎を合併し，ブラが多
　　　　発，気胸も多発し管理に難渋した．
　　　　⇒インフルエンザウイルスによる重症呼吸不全は，二次性に起
　　　　こる細菌性肺炎管理がキモとなります．原因菌として肺炎球菌が
　　　　最多ですが，２番目に黄色ブドウ球菌があります．ブラ多発，気
　　　　胸を繰り返すといったケースは「組織破壊性が強く」「多発性と

JCOPY 498-16622

なりやすい」黄色ブドウ球菌が発想されます.

- 黄色ブドウ球菌は血流感染症の原因菌となり, 感染性心内膜炎の原因菌となる.

黄色ブドウ球菌は血流感染症を起こします. 「血流感染症＝血液中の病原微生物が証明される重症感染症」です. 血液中にウヨウヨ菌が存在する状況をイメージしましょう. 非常に怖いです. 感染性心内膜炎, 深部臓器膿瘍, 髄膜炎, 骨髄炎, 化膿性関節炎, などを合併します. 要はすぐにあちこちに巣をつくるのです. その中でもダントツで最も怖いのはモチロン感染性心内膜炎です. 黄色ブドウ球菌による血流感染症をみれば感染性心内膜炎合併を意識しなければなりませんし, 感染性心内膜炎があれば血流感染症とそれによる被害の広がりを意識しなければなりません.

- 黄色ブドウ球菌は血液培養2セット中1本陽性でも, コンタミとしてはなりません.
- 血液培養から黄色ブドウ球菌が検出された患者において, 「患者の重症感はまったくないし, 抗菌薬を入れずに明日再検討しよう」は論外です. 本当に怖いことが起こります.

カンジダ

> 消化管穿孔に対して手術したが, 呼吸状態が悪く長期人工呼吸管理となった. 術後8日目にようやく抜管でき, 「ようやく回復過程に入りました」と家族に報告. 全身状態は落ち着いているが, 順調に減少していたWBC・CRPが連日少しずつ上昇. 術後10日目に「目がかすむ」と患者が訴えた.
> 眼科医による眼底検査により真菌性眼内炎と診断された. 血液培養からカンジダが検出された. 中心静脈カテーテルが留置されており, カンジダによるCRBSIに真菌性眼内炎を合併したと考えられた.
> 中心静脈カテーテルが抜去され, 抗真菌薬が投与開始された. 2〜3日おきに血液培養が繰り返されたが, 血液培養陰性となったのは10日後であった.

長期ECMO患者は, カンジダ血症リスクが恐ろしく高いことを意識しなければなりません 表6 . そして, 最大原因は体外循環であること (中心静脈カテーテルのお化けです) と複数の抗菌薬使用でしょう. メロペネム・バンコマイシンの両方が投与されると, 「後はカビであるカンジダし

表6 非好中球減少患者におけるカンジダ血症リスクファクター

・抗菌薬（数，期間）	・TPN（中心静脈栄養）
・ステロイド	・手術（消化器）
・年齢	・人工呼吸器装着
・化学療法	・腎不全，透析
・悪性腫瘍	・低栄養
・過去の colonization	・長期 ICU 在室
・H2 ブロッカー	・重症度
・中心静脈カテーテル	・複数カ所カンジダ colonization

文献9より引用

か生えることができない」という状況に陥ります．選択圧力と呼びます．もともとカンジダより偉い立場であったライバル菌がメロペネム・バンコマイシンによって全滅するので，カンジダ王国となるのです．

　重症肺炎であれば呼吸苦，急性胆のう炎であれば腹痛といった具合に，部位を示す症状があります．一方，筆者の**カンジダのイメージはサイレントキラー**です．いきなりカンジダ感染症を発症することは，血液疾患（好中球減少患者など）でもない限り通常ありません．実際，カンジダを原因とする血流感染症の発症には時間を要します **図3**．カンジダ自体が血液を巡る時は大した症状を出さず，確実に眼病変や心内膜炎，肝脾膿瘍など播種性病変を引き起こします．播種性というところがやっかいで，画像診断は難しいです．そして，先の症例にあるように，「WBC・CRP が連日少しずつ上昇」といった具合に攻め込んできます．網膜にも播種性に侵攻し，視力障害が出てはじめてそれと疑われるケースが珍しくありません．

　カンジダが喀痰培養から検出されたからと言って，抗真菌薬を投与すると恥をかきます．口腔内のカンジダが気道に落下したにすぎず，カンジダ肺炎は基本的にないからです．血液培養から検出される時，態度を180度変えなければなりません **図4**．筆者は若手医師に，血液培養でカンジダが検出されることは「血液にカビがうようよいるんやでー．腰を抜かすような事態やでー」と語りかけます．

　カンジダは血液培養2セット中1本陽性でも，コンタミとしてはなりません．

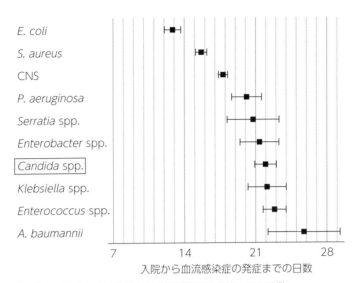

図3 原因菌による入院から血流感染症の発症までの日数
ICU 患者ではなく全患者を対象とするので，全体に発症までの日数が長い．
文献 10 より引用．

血液培養陽性が続けば？

適切と考えられる抗菌薬を投与してい

図4 血液培養からカンジダが陽性になった時の筆者が望む反応

るにもかかわらず，血液培養陽性が持続する時があります．**持続性菌血症**と呼ばれます．これは極めて憂慮すべき状況で，血液中の菌の量が多いことを示唆します．**持続的な供給源が血管内にあるのではないか？** と考えなければなりません．

持続性菌血症をみたとき胆管炎などの原疾患のコントロールができていないか？ 膿瘍がどこかに潜んでないか？ を考えるのは当然です．

加えて，以下の3つを必ず想起しチェックしなければなりません．

① 感染性心内膜炎
② 中心静脈カテーテル関連血流感染症（ほか体内異物感染を含む）
③ 敗血症性血栓性静脈炎：静脈血栓などに感染した状態

当然，心臓エコーや中心静脈カテーテル抜去，CT による血栓検索など

151

を行います.

　ここまでは，黄色ブドウ球菌とカンジダ属に限らず，いかなる検出菌であっても同じ対応をしなければなりません.

黄色ブドウ球菌とカンジダ属は別格

　血液培養陽性はコンタミの判断も含めて毎回真剣に向き合わなければなりません. その中でも，黄色ブドウ球菌とカンジダ属による血流感染症は，感染症専門医が介入しなければならないと言われます. 黄色ブドウ球菌とカンジダ属とではおよそ距離がありそうですが，それらによる血流感染症（代表的なものとして中心静脈カテーテル関連血流感染症）への対応に似たところがあります.

血流感染症であった時治療期間が決められている

　中心静脈カテーテル関連血流感染症を語る時，必ず引用される有名なフローチャートがあります **図5**. 中心静脈カテーテル関連血流感染症に限らず，他の血流感染症においても原因菌による対応はこのフローチャートを参考とします.

　非複雑性（心内膜炎などやっかいな合併症がなく72時間以内に状態改善）であっても，黄色ブドウ球菌が最長の抗菌薬投与期間（14日以上）です. グラム陰性桿菌と言えば怖そうなイメージがありますが，投与期間は7～14日間です. 黄色ブドウ球菌は微小膿瘍を形成します. 微小膿瘍を徹底的に叩くためには長期投与が必要なのです. グラム陰性桿菌は微小膿瘍を形成する可能性は低いとされます.

血液培養陰性の確認が治療期間のスタート

　カンジダ属には**血液培養陰性確認日から14日間の抗菌薬投与**とあります **図5**. 抗菌薬の中止日を決めるためには，血液培養の陰性化の確認をしなければならず，陰性化してはじめて投与日数のカウントダウンができることを意味します. **このルールは，ブドウ球菌（黄色ブドウ球菌，CNS）にもあてはまる**とされるのですが，なぜかこのフローチャートに

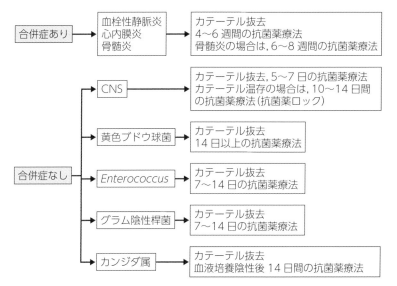

図5 短期間中心静脈カテーテル・動脈カテーテル留置患者における血流感染
症の取り扱い

合併症とはペースメーカー留置，感染性心内膜炎や血栓性静脈炎の徴候，悪性腫瘍その他
の免疫低下状態を示す．
文献 11 より引用

は書かれていません．

　血液培養が陽性であった時，すべての菌において陰性確認をしなければ
ならないとは考えられていません．例えば，レンサ球菌による感染性心内
膜炎においては，適切な抗菌薬を投与することにより血液中のレンサ球菌
は比較的早く消失するとされます．もちろん，感染性心内膜炎の長い治療
は続きます．

血液培養再検のタイミングは？

　　初回の血液培養陽性から **48〜96 時間後**とされます．

　　48 時間よりもっと早く再検査をしてもよいのでは？ 例えば 24 時間後
でもよいのでは？

　　重症黄色ブドウ球菌血症は頑固です．黄色ブドウ球菌をカバーした抗菌
薬を投与しても，すぐに血液中から消失するほど甘くありません．抗菌薬

を投与しても，即，菌血症が解消することはないのです．筆者の経験においても，重症黄色ブドウ球菌血症に抗菌薬を投与し 36 時間程度経過しすでに明らかにバイタルサインが安定した段階で採血・提出された血液培養2 セット 4 本中 4 本すべてに生えて驚いたことがあります．早い時期に再検しても生えるのは当たり前ということですね．先のカンジダ症例でも，血液培養陰性となったのは抗真菌薬投与開始 10 日後でした．

　もちろん，陰性化するまで，**本当に感染性心内膜炎はないのか？** 検討し，時にしつこく追及します．感染性心内膜炎の原因となる菌において，強く意識します．

　ECMO の話に戻りましょう．

ECMO と抗菌薬

　ECMO 導入の原因が感染症である場合には，抗菌薬や抗ウイルス薬投与がなされます．

　悩ましいのは ECMO 運転中の感染症合併であり，特に怖いのが ECMO 回路やカテーテルの感染症です．ECMO 関連感染症の標準診断クライテリアはない [12] とされます．ECMO 回路自体が生体炎症反応を増幅するので，ECMO 運転中の白血球数の増加や減少，血小板数の減少，CRP の上昇などは感染症に特異的ではなくあてになりません．体温がECMO 回路に奪われる，あるいは ECMO の熱交換器により体温が保たれるため，体温が平熱であってもあてになりません [13]．一般論としてカテーテル関連血流感染症であれば，「怪しいカテーテルはすぐに抜去」が原則ですが，ECMO の回路交換，特にカテーテルも含めた回路交換は相当な覚悟が必要です．ELSO ガイドライン [1] において，「菌血症はECMO 回路の表面で細菌が生育していることが関係するであろうが，通常患者側に感染源がある．カテーテルを原因とする重症敗血症疑いと同様に，汚染が疑われる脱送血カテーテルを交換することは通常不可能であり，回路を交換することも危険であろう」とし，「菌血症の原因として，ECMO 以外の他の臓器が原因ではないと除外できたなら，カテーテルを含む全回路の交換を短時間に行いうる」とあります．まあ，後半の文章はニュースにおける「国際社会による適切な対応が望まれます」と同じで，ほぼ実現不可能でしょう．

JCOPY 498-16622

表7　ECMO患者感染発生率

	全患者	新生児	小児	成人
感染症発生率	11.7%	7.6%	16.2%	20.9%
感染数/1000ECMO日数	15.4%	10.1%	20.8%	30.6%

母集団に占める割合が，新生児59%・小児30%・成人11%であり，全患者の数値は新生児のデータを大きく反映する。
文献12より引用.

表8　ECMO患者感染原因菌

順位	全患者	新生児	小児	成人
1	CNS	CNS	カンジダ属	カンジダ属
2	カンジダ属	カンジダ属	緑膿菌	緑膿菌
3	緑膿菌	緑膿菌	黄色ブドウ球菌	黄色ブドウ球菌
4	黄色ブドウ球菌	黄色ブドウ球菌	CNS	クレブシエラ属
5	エンテロバクター属	大腸菌	エンテロバクター属	アシネトバクター属

全患者の数値は新生児のデータを大きく反映する。
文献12より引用.

　よって，壮大な体外循環回路であるECMO，特に長期戦となるrespiratory ECMOは，中心静脈カテーテル関連血流感染症ならぬECMO回路感染症に怯える日々となります。成人を対象としたECMOにおいて，ECMO期間7日以内の時の感染症合併率（血液に限らない培養陽性）は12.8%であったのに対して，15日以上であると51.6%でした[12]　表7　表8．ただし，累積数です。ECMO導入15日以後に半分以上感染するという意味ではありません。

カテーテル挿入時（ECMO運転開始時）
　処置をする30分前に第1世代セフェム（日本においてはセファゾリン）を1回だけ投与します[13]．

予防抗菌薬投与
　ELSOガイドライン[1]において，「患者はECMOに乗っているのだから，予防的抗菌薬投与の標準治療などあるかいな（筆者意訳）」と開き直って表現されています。筆者周囲にインタビューしても「感染の所見がない

限り抗菌薬予防投与はしない」から予防的抗菌薬として「バンコマイシンを投与する」「メロペネムとバンコマイシン投与を一律に行う」など様々です．中心静脈カテーテル関連血流感染症原因菌として確率が高く怖いのは黄色ブドウ球菌と CNS であり，「バンコマイシン単独投与は，メロペネム＋バンコマイシンより合目的やで」と語る筆者知人もいます．「メロペネムとバンコマイシン＋長期 ECMO は恐ろしい確率でカンジダ血症になる」とする筆者知人談（→ p.147）もあります．少なくとも臨床家は抗菌薬を広域に投与するほど，クロストリジウム・ディフィシル感染症（CDI: *Clostridium difficile* infection）やカンジダリスクが上がることを意識しなければなりません．一方で，ECMO 導入日数が経過するほど，MRSA・CNS などの耐性菌やカンジダの合併を意識せざるを得ません [12]．

β-D グルカン（真菌の細胞壁の構成成分で深在性真菌感染症の診断に利用）を毎日～数日おきに測定する施設が多いようです．β-D グルカンは偽陽性が多いとして好まない感染症医もしばしばいますが，他に真菌感染症をつかまえる手段がありません（眼底検査はありです）．海外製アルブミンは製造時にセルロース（成分として β-D-グルカンを含む）を原料とするフィルターを使用するため，β-D-グルカンの偽陽性の原因となる説があります．真菌感染症診断が難しくなる可能性があります．筆者は，ECMO 患者に限らず，集中治療室でアルブミン類を使用する時，国内献血由来製品を選択します．

● 抗菌薬投与量

先の ECMO 患者の薬物動態で解説したように，投与量の設定は極めて難しいです．薬剤は多めに投与が一般的です．バンコマイシンであれば多くの病院は，院内で血中濃度測定できるので，濃度をみながら管理をします．

● 血液培養検査

感染症の合併を疑った時に血液培養検査をするのは当然のことですが，数日おきの血液培養検査をルーチンとする施設が多いようです．ECMO 運転中，毎日血液培養検査することが予防的広域抗菌薬投与の代替手段となるとする報告 [14] があります．実際，血液培養検査を毎日する施設もあるようです．同報告において，白血球数・好中球数・血小板数・フィブリ

ノゲン値はまったくあてにならず，低乳酸値のみ感染症を合併していない
ことを示唆する可能性（P＝0.102）があるとされました．

【参考文献】

1) Extracorporeal Life Support Organization（ELSO）. Extracorporeal Life Support Organization（ELSO）guidelines for adult respiratory. https://www.elso.org/Portals/0/ELSO%20Guidelines%20For%20Adult%20Respiratory%20Failure%201_4.pdf（2020 年 5 月 4 日閲覧）
2) 小尾口邦彦. ER・ICU 診療を深める 2 リアル血液浄化 Ver.2. 中外医学社；2020.
3) Bowers J, Ferguson JJ 3rd. The use of activated clotting times to monitor heparin therapy during and after interventional procedures. Clin Cardiol. 1994; 17: 357-61.
4) 瀬戸利昌，中村幸子. ECMO の看護. In: 氏家良人，監修，市場晋吾，竹田晋浩，編集. 呼吸 ECMO マニュアル. 克誠堂出版；2014. p.95-124.
5) Brodie D, Bacchetta M. Extracorporeal membrane oxygenation for ARDS in adults. N Engl J Med. 2011; 365: 1905-14.
6) Shekar K, Fraser JF, Smith MT, et al. Pharmacokinetic changes in patients receiving extracorporeal membrane oxygenation. J Crit Care. 2012; 741: e9-18.
7) Shekar K, Roberts JA, Mcdonald CI, et al. Sequestration of drugs in the circuit may lead to therapeutic failure during extracorporeal membrane oxygenation. Crit Care. 2012; 16: R194.
8) Wagner D, Pasko D, Phillips K, et al. In vitro clearance of dexmedetomidine in extracorporeal membrane oxygenation. Perfusion. 2013; 28: 40-6.
9) Pfaller MA, Diekema DJ. Epidemiology of invasive candidiasis: a persistent public health problem. Clin Microbiol Rev. 2007; 20: 133-63.
10) Wisplinghoff H, Bischoff T, Tallent SM, et al. Nosocomial bloodstream infections in US hospitals: analysis of 24,179 cases from a prospective nationwide surveillance study. Clin Infect Dis. 2004; 39: 309-17.
11) 荒川創一，笠井正志，河合 伸, 他. JAID/JSC 感染症治療ガイドライン 2017 ―敗血症およびカテーテル関連血流感染症. 日本化学療法学会雑誌. 2017; 66: 82-117.
12) Bizzarro MJ, Conrad SA, Kaufman DA, et al. Infections acquired during extracorporeal membrane oxygenation in neonates, children, and adults. Pediatr Crit Care Med. 2011; 12: 277-81.
13) Annich GM, Lynch WR, MacLaren G, et al. ECMO extracorporeal cardiopulmonary support in critical care. 4th ed. Extracorporeal Life Support Organization; 2011.
14) Kaczala GW, Paulus SC, Al-Dajani N, et al. Bloodstream infections in pediatric ECLS: usefulness of daily blood culture monitoring and pre-

dictive value of biological markers. The British Columbia experience. Pediatr Surg Int. 2009; 25: 169-73.

JCOPY 498-16622

索　引

あ行

ウエットラング	28, 43
右室梗塞	76
右心不全	73
右心不全患者への VV ECMO 導入	131
遠心ポンプ	22
遠心ポンプ流量↓による問題	130
黄色ブドウ球菌	147

か行

拡散障害	84
拡張期圧増強	69
拡張期血圧	70
下肢送血カテーテル	55
ガスフラッシュ	28
カテーテル関連血流感染症（CRBSI）	147
カプノグラム	51
換気血流不均等	84
カンジダ	149
急性心筋炎	55
急性肺血栓塞栓症	75
凝固モニタリング	139
クイズ	77
経皮的冠動脈インターベンション（PCI）	4, 8
経皮的心肺補助法（PCPS）	1
血液中 CO_2 濃度の調整	27
血液培養検査	156
血液培養陽性	151
血漿リーク	28, 43
コーティング	29

抗凝固療法

抗凝固療法	138
呼気終末二酸化炭素分圧	51
呼吸不全の原因	84
国際敗血症ガイドライン	93
混合静脈血酸素飽和度	90

さ行

再循環（recirculation）	31, 102
左心不全	73
酸素運搬障害	89
酸素需給バランスの4要素	92
酸素需給バランスの悪化	89
酸素需給バランスのモニタリング	117
酸素の家計簿診断	88
酸素利用障害	89
持続性菌血症	151
シャント	84
収縮期後負荷減	70
手術室で用いる人工心肺	50
出血対策	142
循環補助用心内留置型ポンプカテーテル	64
人工肺	25
トラブル	43
評価	41
心室中隔穿孔	75
心停止後症候群（PCAS）	10
送気ガス	26
送血カテーテル	30, 32, 54
組織への酸素供給	86

た行

体外式膜型人工肺（ECMO） 1
体外循環式心肺蘇生法（ECPR） 3, 10, 126
大動脈内バルーンパンピング（IABP） 56, 60, 67, 73
脱血圧 41
脱血カテーテル 30, 32, 53
脱血不良 101
脱血不良への対処方法 111
チャタリング 39, 41
低 SaO_2 許容 114
低酸素血症 89
低酸素症 89
低酸素性肺血管収縮（HPV） 75
低心機能 125
動脈血酸素含有量 78
動脈血酸素含有量シミュレーション 79
ドブタミン 60

な行

乳酸（Lac） 95, 118

は行

敗血症ガイドラインにおける Lac 96
敗血症性ショック 89
拍動流 67
プライミング 7
プラズマリーク 28
フルサポート 60
ヘパリン起因性血小板減少症（HIT） 30
ヘパリンコーティング 30, 138
ポアズイユの法則 30, 109

ま行

無凝固運転 141
無拍動流 67

や行

予防抗菌薬投与 155

ら行

ランダム化比較試験 15
リサーキュレーション（recirculation） 31, 102
リサーキュレーションが多くなる原因 106
リサーキュレーション率 110
両心不全 74
ローラーポンプ 22

欧文

ACT 139
APTT 139
AVALON®ダブルルーメンカテーテル 109
cardiac ECMO 2, 10
central VA ECMO 64
CESAR trial 15
COVID-19 5, 8
COVID-19 急性呼吸不全 32
CRBSI（catheter-related blood stream infections） 147
crossover 17
diastolic augmentation 69
differential hypoxia 61
ECMOnet score 15

ECMO（extracorporeal membrane oxygenation） 1
　圧解釈 40
　圧解釈と対応 35
　運転中のバランス管理 132
　回路への吸着 145
　患者の薬物動態 144
　構成 21
　正常回路圧 46
　送気ガス設定 127
　導入基準 10
　導入場所 126
　予後予測スコア 14
　離脱・脱送血カテーテル抜去 136
　離脱評価 133
ECMO と抗菌薬 154
ECMO プロジェクト 19
ECPR（extracorporeal cardiopulmonary resuscitation） 3, 10, 126
ECPR 導入基準 12
ELSO（Extracorporeal Life Support Organization） 107
ELSO ガイドライン 12, 117, 119, 120
EOLIA trial 17
ETCO$_2$（end tidal CO$_2$） 51
H1N1 パンデミック（2009）呼吸不全 18
HIT（heparin-induced thrombocytopenia） 30
HPV（hypoxic pulmonary vasoconstriction） 75
IABP（intra aortic balloon pumping） 56, 60, 67, 73
IMPELLA 60, 64
Lac（lactate） 95, 118
lung rest 10, 27, 114

lung rest 人工呼吸器設定 119
mixing zone 57
mixing zone の 3 タイプ 60
Murray スコア 13
PCAS（post-cardiac arrest syndrome） 10
PCI（percutaneous coronary intervention） 4, 8
PCPS（percutaneous cardiopulmonary support） 1
PRESERVE mortality risk score 14
pressure drop 35
RCT 15
RESP score 14
respiratory ECMO 2, 10
　導入基準 12, 13
　除外基準 13
SAVE-J 研究 12
SSCG（Surviving Sepsis Campaign Guidelines） 94
SvO$_2$ 90
SvO$_2$ アンド乳酸値の解釈 98
systolic unloading 70
VA ECMO（PCPS） 2
VA ECMO（PCPS）の SvO$_2$ 解釈 122
VA ECMO（PCPS）の血管穿刺 127
VA ECMO（PCPS）の血行動態の問題点 57
VA ECMO（PCPS）導入基準 11
VV ECMO 2
VV ECMO からのウィーニング 135
VV ECMO の SvO$_2$ 解釈 123
VV ECMO の血行動態 107
VV ECMO の血行動態の問題 77, 88, 101

著者略歴

小尾口　邦彦（こおぐち　くにひこ）

1993 年　京都府立医科大学医学部卒業
　　　　　京都府立医科大学附属病院研修医
1994 年　京都第一赤十字病院研修医
1999 年　京都府立医科大学大学院卒業
　　　　　大津市民病院救急診療科・集中治療部
2011 年　大津市民病院救急診療科診療部長
2017 年　地方独立行政法人市立大津市民病院
　　　　　救急診療科診療部長
2019 年 2 月　市立大津市民病院救急診療科・
　　　　　集中治療部診療部長
2019 年 7 月　京都市立病院集中治療科部長
2022 年 7 月　京都府立医科大学麻酔科学教室・
　　　　　集中治療部病院講師
2022 年 11 月　京都府立医科大学麻酔科学教室・
　　　　　集中治療部講師
2023 年 7 月　京都府立医科大学麻酔科学教室・
　　　　　集中治療部准教授

医学博士
日本救急医学会専門医
日本集中治療医学会専門医
日本麻酔科学会専門医・指導医
麻酔標榜医
日本集中治療医学会評議員
日本集中治療医学会機関紙編集・用語委員会委員
日本救急医学会 ICLS コース　コースディレクター
FCCS インストラクター

こういうことだったのか!!　ECMO・PCPS　Ⓒ

発　行	2020 年 7 月 10 日　1 版 1 刷
	2020 年 10 月 15 日　1 版 2 刷
	2022 年 4 月 15 日　1 版 3 刷
	2024 年 6 月 15 日　1 版 4 刷

著　者　　小尾口　邦彦
　　　　　こ　お　ぐち　くにひこ

発行者　　株式会社　中外医学社
　　　　　代表取締役　青木　滋
　　　　　〒 162-0805　東京都新宿区矢来町 62
　　　　　電　話　　(03) 3268-2701 （代）
　　　　　振替口座　　00190-1-98814 番

印刷・製本/横山印刷㈱　　　　　〈TO・AK〉
ISBN978-4-498-16622-6　　　　Printed in Japan